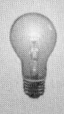

生活的意义从来都不缺少。
但是，能够选择和决定的只有我们自己。

TA让我活得明明白白

TRANSACTIONAL ANALYSIS

邓秋霖 徐平利 著

江西人民出版社

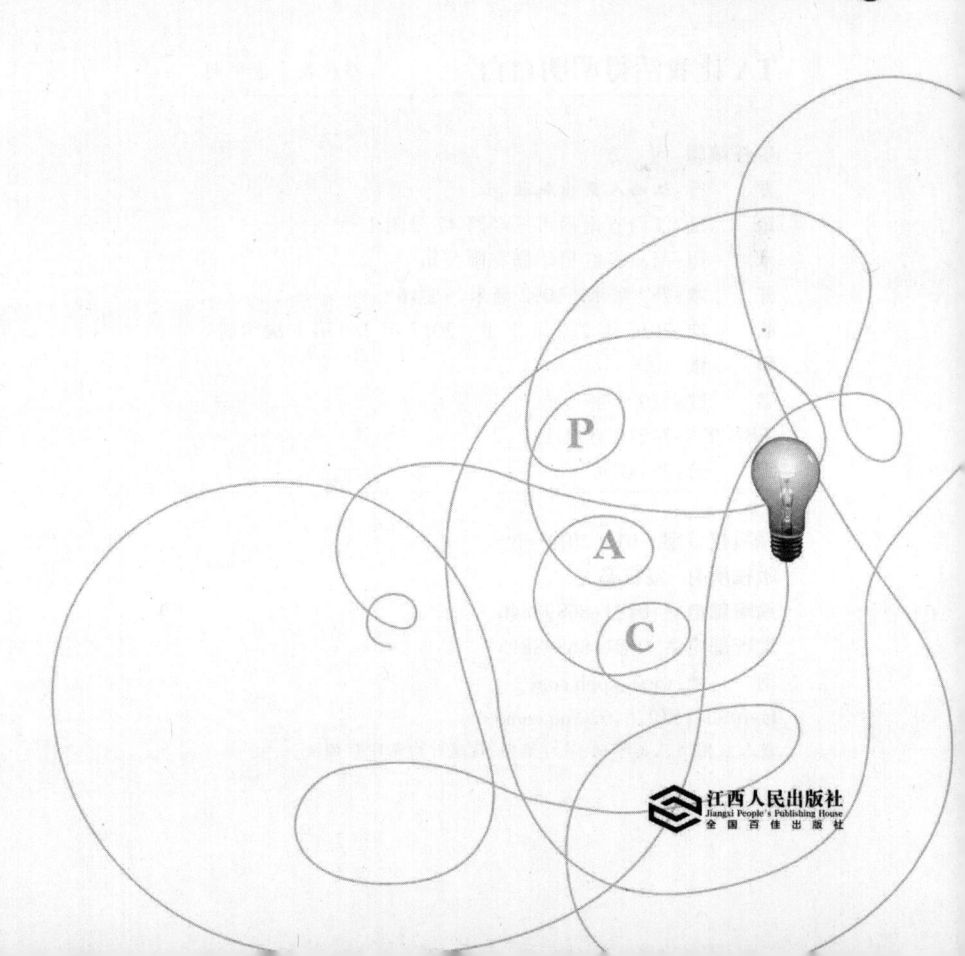

图书在版编目(CIP)数据

TA 让我活得明明白白 / 邓秋霖, 徐平利著. -- 南昌: 江西人民出版社, 2017.2
ISBN 978-7-210-09031-1

Ⅰ. ①T… Ⅱ. ①邓… ②徐… Ⅲ. ①心理咨询 Ⅳ. ①R395.6

中国版本图书馆 CIP 数据核字(2016)第 308846 号

TA 让我活得明明白白　　　　　邓秋霖　徐平利

责任编辑：何　方
发　　行：江西人民出版社
地　　址：江西省南昌市三经路 47 号附 1 号
承　　印：南昌市红星印刷有限公司
开　　本：787 毫米×1092 毫米　1/16
版　　次：2017 年 2 月第 1 版　2017 年 2 月第 1 次印刷
印　　张：10.5
字　　数：110 千字
ISBN 978-7-210-09031-1
定　　价：28.00 元

赣版权登字—01—2017—3
版权所有　侵权必究
编辑部电话：0791-86898846
发行部电话：0791-86898815
网　　址：www.jxpph.com
E-mail：155275162@qq.com
赣人版图书凡属印刷、装订错误，请随时向承印厂调换

序

2006年,我在泰国曼谷和TA相遇相识。2014年8月,我在美国参加了ITAA(国际人际沟通分析协会)的学术年会。会前,我有幸参加了TA101工作坊,并在课间向一位和蔼而又睿智的老人发出邀约,问他是否愿意来中国传播TA(人际沟通分析)技术。没有想到,老人只轻轻地说了一句"why not"。他根本没有问我在中国哪里、怎么来中国、授课方式以及费用多少之类的问题,单凭内在直觉就确定了。于是,半年后,我给老人买了机票,他和夫人来到了深圳。

从此,魔力强劲的TA技术就从中国深圳传播开来。

至今,我仍然为这么大一件事只一句"why not"就完成而诧异。甚至,我后来才知道,这位举重若轻、平易近人的老人原来是个"国际大牌"。老人叫范恩·琼斯(Vann Joines),有以下头衔:国际TA协会专业标准副主席、国际TA协会董事会成员、团体和家庭治疗东南学院院长兼董事、国际TA协会注册临床教学成员教练及督导、美国团体心理治疗协会终身会员、北卡罗莱纳州立大学前校长、"艾瑞克·伯恩纪念科学奖"(1994)获得者。范恩·琼斯博士在TA理论与实践方面造诣深厚,出版了《疗愈地图》《从TA视角看基督教》《人际沟通分析练习法》《人格适应性》等多部研究专著，发表了《艾瑞克·伯恩之后的 TA 研究》《对于愤怒的发展性治疗方法》《亲近自己的儿童——再决定疗法关键》《再决定家庭治疗》等几十篇影响极大的学术论文。

上面这些资料是我后来为了推广课程而从网上搜集到的。迄今为止，老人也没有专门给我谈过他自己的丰功伟绩。原来在不经意间，我这个小萝卜头居然把国际大牌教授请来讲课。老人已经年过花甲，每次出行都要有家人陪同，这可真真正正让我感动不已。想想周围很多人，你刚和他见面，他就把印有一大堆头衔的名片递给你，让你心里堵上添堵。与这些人相比，琼斯老先生才是真正的大师啊！

2015 年元旦，深圳市欣约文化传播有限公司正式引进了 TA 人际沟通分析学国际认证课程，并在深圳青青世界举办了第一次"TA 工作坊"，由人际沟通分析学国际大师范恩·琼斯教授亲自授课。此后，欣约文化公司和美国东南学院联合成立"中美团体和家庭咨询学院"，引进国际 TA 人际沟通分析协会和北美戏剧治疗协会的认证课程体系。同年五一，欣约文化公司在深圳成功召开了中美心理咨询大会，琼斯博士和戏剧治疗国际大师阿尔芒（Armand）博士为"中美团体和家庭咨询学院"成立揭牌。

令人振奋的是，仅仅两年的时间，TA 技术就在深圳生根发芽，而且开出了艳丽的花朵。如今，围绕琼斯博士的"TA 工作坊"，深圳乃至全国出现了不少"TA 粉丝团"。粉丝们分布在各行各业，他们把这项技术运用于助人达己的工作中，深深地感受到了"我好—你好"的生活意义。

从 2016 年 6 月开始，在欣约文化倡导下，一大批 TA 爱好者在微信上分小组即时阅读和分享琼斯博士的《人际沟通分析练习法》这部书。目前已经有来自全国各地(国外的一些TA爱好者也加入进来了)的几十个读书小组,每天从5点30分到23点30分,分时段阅读《人际沟通分析练习法》,每个时段30分钟,每个人根据自己的时间参加不同时段的小组。小组阅读坚持免费、开放、共享、公益的原则,旨在传播TA理念,分享生活经验。

我们正在经历从工业社会生活方式向信息社会生活方式过渡的阵痛时期,这种阵痛来自于思维方式的转变。工业社会的思维方式不同于农业社会,同样,信息社会的思维方式也不同于工业社会。工业社会的思维方式是规模化、标准化、工具化和从众效应。在工业社会里生活,你可以不用独立思考,也可以不明白自己是谁,你只要按照统一标准和固定程式,或者模仿其他人的言行举止,就可以获得不错的生活。例如,你在工厂里打工,按时上班下班,到时候就有薪水发到你的账户里。但是,在信息社会里你必须知道自己是谁,必须活得明明白白,必须知道你为什么是这样而不是那样的存在方式,否则你就很容易被你所期待的生活抛弃。

我们常说,现在的孩子我们理解不了,他们对数字产品的领悟力实在太强了!实际上,现在孩子的思维方式已经是信息社会的了,只是我们的思维方式还停留在老旧的工业社会。我想说的是,无论有幸还是不幸,我们都处在这个时代,我们必须改变自己的思维方式。TA技术就是开启新思维的钥匙。

深入理解TA技术的精髓,我们就会发现它其实并不是简单地应用心理学技术,而是让我们学会在信息社会里明白自己的所作所为并创造美好生活的思维方式。信息社会的文化特质是什么？是每个人活出自己的精彩来。这个时代注重敏锐的识别能力和及时的嫁接能力，讲求不一样的自我设计和营销能力。因此，从不同维度看不同的自我就极为重要。作为一个健康人，从外在看你和我并没有什么不同，我们有着作为人这样一种生物的共同特征。然而奇特的是，我们发现这个世界上其实并没有完全相同的人，正如没有两片完全相同的树叶。那么，是什么决定了这样的结果呢？这里面大有文章！

准确地说，好文章不是"做"出来，而是"活"出来的。活出生命意义，必须改变有问题的思维方式和自我认知，而学习TA技术可以让我们得到改变。实践证明，TA技术运用于心灵对话和心理咨询有很好的效果。TA是目前国际上心理咨询和治疗领域最重要的流派之一，为了向全社会传播TA"我好—你好"的沟通理念，让更多的人了解和运用TA技术，我们根据我们对琼斯教授在深圳授课内容的理解，撰写了《TA让我活得明明白白》这部书。本书所涉及的部分图表和案例取自授课内容。在此，谨对琼斯教授的鼎力支持和无私付出表示最衷心的感谢！也诚挚感谢部分学员对本书写作所做的贡献（结尾内容"水和泥土"为多人合作）。最后，还要特别感谢出版编辑何方老师，她是一位美丽热情且卓尔不群的女性，在本书策划推广方面独具智慧。

邓秋霖
2016年末·深圳侨香村

目　录

第一章 / 发现意义和决定人生

1. 真的是这样吗 /1
2. 当痛苦像既定的命运一样降临时 /2
3. 必须面对 /3
4. 看到意义,不会绝望 /4
5. 意义源自沟通 /5
6. 人生意义由自己决定 /6

第二章 / TA 的礼物

1. TA 是谁 /7
2. 谁是 TA 之父 /8
3. TA 理论分家了 /10
4. 团体治疗的礼物 /11
5. 我是"好的",我能改变 /12

第三章 / 觉察三种"自我状态"

1. 最近状态还好吗 /14
2. 我看错了世界,还是世界欺骗了我 /15
3. TA 的灵魂和出发点 /16

4. 每种自我状态都有其独特的生命价值　　　　　　　/18
　　5. 学做"明白人"　　　　　　　　　　　　　　　　　/19
　　6. 诊断自我状态的四个维度　　　　　　　　　　　　/20
　　7. 绘制自我图　　　　　　　　　　　　　　　　　　/22

第四章 / 父母状态和儿童状态

　　1. "自我状态"家族　　　　　　　　　　　　　　　　/24
　　2. 控制型父母和养育型父母　　　　　　　　　　　　/25
　　3. 积极控制和消极控制　　　　　　　　　　　　　　/26
　　4. 积极养育和消极养育　　　　　　　　　　　　　　/27
　　5. 自由型儿童和顺从型儿童　　　　　　　　　　　　/28
　　6. 积极自由和消极自由　　　　　　　　　　　　　　/28
　　7. 积极顺从和消极顺从　　　　　　　　　　　　　　/30
　　8. 家庭符号　　　　　　　　　　　　　　　　　　　/30

第五章 / 奥秘在深处

　　1. 迈入自我状态第二层次　　　　　　　　　　　　　/32
　　2. 长大后怎么就成了"我自己"　　　　　　　　　　　/33
　　3. 关注婴儿的需要　　　　　　　　　　　　　　　　/35
　　4. 小教授　　　　　　　　　　　　　　　　　　　　/36
　　5. 可以说"不"　　　　　　　　　　　　　　　　　　/37
　　6. 魔术父母　　　　　　　　　　　　　　　　　　　/37
　　7. 重要的小学阶段　　　　　　　　　　　　　　　　/38
　　8. 13岁，开始"反刍"　　　　　　　　　　　　　　　/38

第六章 / 民族心理的"自我状态"分析

　　1. 每个人身上都储存了民族心理　　　　　　　　　　/40

2.《变色龙》　　　　　　　　　　　　　/41
　　3. 中华民族的自我状态　　　　　　　　　/46

第七章 / 自我状态的搏斗、污染和排除

　　1. 自我状态的搏斗　　　　　　　　　　　/48
　　2. 自我状态的污染　　　　　　　　　　　/51
　　3. 自我状态的排除　　　　　　　　　　　/53

第八章 / 世界上最遥远的距离

　　1. 远与近　　　　　　　　　　　　　　　/55
　　2. 沟通是社会交流的基本单位　　　　　　/56
　　3. 沟通的三条定律　　　　　　　　　　　/58
　　4. 可持续进行的互补沟通　　　　　　　　/59
　　5. 糟糕的交错沟通　　　　　　　　　　　/60
　　6. 话里有话的隐藏沟通　　　　　　　　　/61

第九章 / 我们都需要安抚

　　1. 你从远方来，我到远方去　　　　　　　/64
　　2. 请给我安抚，我还活着　　　　　　　　/65
　　3. 正面安抚与负面安抚　　　　　　　　　/66
　　4. 注意，我只想要安抚　　　　　　　　　/67
　　5. 安排时间，期待安抚　　　　　　　　　/68
　　6. 时间结构化的六种方式　　　　　　　　/70
　　7. 学会让时间结构化　　　　　　　　　　/73

第十章 / 我和你

　　1."我"栖身于"你"　　　　　　　　　　　/74

  2."好"还是"不好" /75
  3.心理地位象限图 /76
  4.我好—你好 /77
  5.我不好—你好 /78
  6.我好—你不好 /78
  7.我不好—你不好 /79

第十一章 / 可怕的人生脚本

  1.人生脚本影响一生 /80
  2.迫不得已的生存信念 /81
  3.赢家脚本、输家脚本和平庸脚本 /83
  4.人生脚本的六种"生活方式" /84
  5.形成脚本的三种信息 /85

第十二章 / 要和不要

  1.我做了驱力的奴隶 /87
  2.我要…… /88
  3.戴着脚链跳舞 /89
  4.我不要…… /89

第十三章 / 心理扭曲

  1.每个人都有心理扭曲 /94
  2.扭曲是我自己的决定 /94
  3.扭曲系统图 /96
  4.每天都在验证扭曲 /97
  5.扭曲是个提醒 /98

6. 扭曲坐标图　　　　　　　　　　　　　/99
　　7. 克尔凯郭尔的扭曲　　　　　　　　　　/100
　　8. 卡夫卡的扭曲　　　　　　　　　　　　/102

第十四章 / 人间游戏

　　1. 自然游戏　　　　　　　　　　　　　　/104
　　2. 人是游戏者　　　　　　　　　　　　　/105
　　3.《人间游戏》　　　　　　　　　　　　　/105
　　4. 心理游戏伤人害己　　　　　　　　　　/106
　　5. 人们为什么愿意玩心理游戏　　　　　　/107
　　6. 心理游戏如何产生　　　　　　　　　　/109

第十五章 / 游戏分析

　　1. 心理游戏公式　　　　　　　　　　　　/111
　　2. 库佛—高登分析模型　　　　　　　　　/113
　　3. 戏剧三角形　　　　　　　　　　　　　/114
　　4. 共生关系分析模式　　　　　　　　　　/117
　　5. 漠视行为　　　　　　　　　　　　　　/118
　　6. 被动行为　　　　　　　　　　　　　　/120
　　7. 心理游戏的强度　　　　　　　　　　　/121
　　8.《红楼梦》里的心理游戏　　　　　　　　/122

第十六章 / 伯恩游戏类型

　　1. 五类24种游戏　　　　　　　　　　　　/126
　　2. 生活游戏　　　　　　　　　　　　　　/127
　　3. 婚姻游戏　　　　　　　　　　　　　　/128

5

    4. 聚会游戏　　　　　　　　　　　　　　/130
    5. 性游戏　　　　　　　　　　　　　　　/131
    6. 地下游戏　　　　　　　　　　　　　　/132

第十七章 / 我要改变

    1. 我能改变　　　　　　　　　　　　　　/134
    2. 从自我觉察开始　　　　　　　　　　　/135
    3. 终止游戏　　　　　　　　　　　　　　/136
    4. 订立合约　　　　　　　　　　　　　　/138
    5. 避免掉入游戏陷阱　　　　　　　　　　/139
    6. 面对六种人格　　　　　　　　　　　　/140
    7. 活在这珍贵的人间　　　　　　　　　　/142

第十八章 / 自由心灵的对话

    1. 亲密关系　　　　　　　　　　　　　　/144
    2. 水和岩石　　　　　　　　　　　　　　/145
    3. 水和泥土　　　　　　　　　　　　　　/147

后记　　　　　　　　　　　　　　　　　　　/150

第一章

发现意义和决定人生

1. 真的是这样吗

在扭曲里生活,生活在困境中,感到无尽折磨,体验短暂的幸福……

常常不知道自己是谁?为什么要这样那样生活?为什么莫名忧伤?为什么大发雷霆?为什么后悔不迭?

受欺骗、被洗脑却自以为是,遭贩卖、受捉弄却沾沾自喜,把扭曲当高尚、以驱力为成功、拿困境做榜样。

我是这样吗?真的是这样吗?

众所周知的故事:石油大王洛克菲勒很喜爱他的小孙子,当小孙子兴奋地往他怀里扑过来时,他突然闪开,小孙子摔倒了,大声哭泣。洛克菲勒对小孙子说:"男子汉,不要哭!自己站起来!不要轻易相信任何人!"这个故事之所以广为流传,是因为我们将它作为亲子教育的经典案例。多好啊!男子汉不要哭、要坚强、不要相信任何人……这些话从一个商业巨人的口中说出来,看来在他内心这是无往而不胜的

"葵花宝典"啊!

我是这样吗?我们是这样吗?真的是这样吗?

众所周知的诗句:

> 假如生活欺骗了你,
> 不要悲伤,不要心急!
> 忧郁的日子里需要镇静:
> 相信吧,快乐的日子将会来临。

真的是这样吗?也许某个遥远的记忆告诉我:真的是这样!也许某种莫名的幻想告诉我:真的不是这样!也许我就是自己不可侵犯的权威:必须是这样!也许我仍然是一个在冷风中瑟瑟发抖的小孩:真的是这样吗?

也许,都不是现实!

我,我们——常常不在当下,常常不属于自己,以为看清了真相。

我们让生活不简单,生活也让我们不明白……

2. 当痛苦像既定的命运一样降临时

分离、受骗、羞辱、贫穷、疾病……当形形色色的痛苦像既定的命运一样降临到我身上,我能怎样?我会怎样?哀怨、愤恨、意志消沉、不择手段地对抗吗?

有个叫陀思妥耶夫斯基的俄国作家,他遭受牢狱之灾,身心备受折磨,在临死前一分钟被特赦。他说:"我害怕的只有一件事:配不上我的痛苦。"他说他不怕痛苦,怕的是"没有意义"。

在《死屋手记》这篇小说中,陀思妥耶夫斯基写道:对犯人最大的惩罚是,让他们做"无意义"的劳动——每天,一个人默默地把一只桶里的水倒进另一只桶,然后再从另一只桶里把水倒回来,就这样翻来覆去地倒,不许和任何人交流!或者,每天把一堆土搬到另一个地方,然后再搬回来……不许说话,不许与他人沟通交流。陀思妥耶夫斯基说,即使死刑犯,他们宁可选择死,也不愿意选择长期做这样的事情,因为毫无意义。

毫无意义吗?"意义"是一个人的选择!我选择有意义,就觉得有意义;我选择无意义,就比死亡还可怕。

不错,痛苦也是我对生命价值的选择。

陀思妥耶夫斯基选择了"意义生活"。他在苦难中看到了意义,看到了自己未曾发掘的意志力,所以他并不因为苦难而逃避,反而更加坚定了生存的勇气。

3. 必须面对

维克多·弗兰克是个精神科医生,他在希特勒的纳粹集中营逃过一劫,因而对人生和人性有更深刻的理解。弗兰克告诉自己,绝不会因为生存的无望与痛苦而放弃生命,自己必须面对,而且要去寻找苦难与死亡的意义。

弗兰克看到,集中营的生活将人的灵魂撕开,美丑善恶淋漓尽致。在那里,有人创造毒气室,有人念颂祈祷词,有人被恐惧击得粉碎,有人用微笑抚慰他人。走出集中营后,弗兰克发明了"意义疗法",其目标就是引导患者发现他们正经受的痛苦的意义。弗兰克说,我们都有自己心中的"集中营",我们必须面对——知道为何要承受,也就能坦然去承受。

4. 看到意义,不会绝望

2016年8月24日下午,甘肃康乐县景古镇阿姑村山老爷弯社发生惨案:一位年轻母亲杀死自己的4个亲生孩子后服毒自杀……此案震惊全国。

从社会学角度看,此案映射出"农村治理的溃散"。但是,在心理学看来,苦难来临时的选择(意义还是绝望)何其重要!绝望比贫穷更可怕——这个悲剧源自贫穷,但深层次原因是绝望。

不要绝望!哲学家克尔凯郭尔说:"绝望是一种精神的疾病、自我的疾病。因此可以有三种形式:在绝望中并不意识到有自我(并非严格意义上的绝望);在绝望中不要是自身;在绝望中要是自身。"[①]

希腊神话中,西西弗斯受到了宙斯的惩罚,每天要把大石头从山谷推到山顶,刚到山顶,石头又突然滚落山谷,西西弗斯不得不再次推石头上山。这是多么枯燥无聊的工作啊!但是,法国作家加缪对此解释说,西西弗斯的伟大就在于,他

---

① 【丹】克尔凯郭尔. 致死的疾病[M]. 张祥龙,等译. 北京:商务印书馆,2011:13.

能够在无聊中看到意义。上山时,西西弗斯仰头看见可爱的飞鸟;下山时,西西弗斯低头看见美丽的鲜花。

寻求鲜花、看见飞鸟,西西弗斯在绝望痛苦中找到了幸福和希望。

如何看待人生?如何理解人性?山野静养是人生的意义吗?随遇而安是人性的至境吗?

我的鼻息里有没有花香?我的耳朵里有没有鸟鸣?

5. 意义源自沟通

没有平面的人生,没有单维的人性,没有绝对的花香,没有无谓的鸟鸣。

人生源自意义,意义源自沟通——与他人沟通、与自我沟通、与世界沟通……

沟通让我有变化,变化让我有意义,意义让我不绝望。

中国有一部伟大著作叫《易经》,它的伟大在于揭示了变化的真理。美国有个伟大的心理学家叫艾瑞克·伯恩,他的伟大在于发现了沟通的精髓。

伯恩告诉我们,每个人都有父母、成人和儿童三种自我状态,沟通的精髓隐藏在三者的相处情境中。

人生路漫漫,有多少痛苦假借我们的三种状态不和谐而诞生?有多少绝望又因为我们的沟通之门关闭而出现?

有多少时间,我们的沟通是有意义和有效率的?有多少日子,我们的生活是既简单又明白的?我们真的能做到"享受生活每一天"吗?

伯恩说,他的 TA 理论能够帮助我们觉察自己的情绪体验和人生脚本,帮助我们发现生活本身的意义,并且在当下享受这种意义。

6. 人生意义由自己决定

每个人都是独一无二的,每个人都是有意义的,每个人都是好的和有尊严有价值的!这就是 TA 心理学的理论出发点。

简而言之,人生意义由自己决定。

无论贫穷还是富足,无论羸弱还是强壮,无论我成为面容模糊的大众还是做了高高在上的精英,谁也决定不了我的人生意义。

按照 TA 理论,我是否活得简单明白,只有追问我自己。

在艾瑞克·伯恩的思想世界中,心理学要为人类幸福负责。他创造了一种简单明白的新理论——所有人都看得懂、用得上,所有人都因此活得简单而明白。

伯恩说,用大众能够体验到的生活化语言解释一直被认为神秘莫测的心理现象,这样才能使心理学理论在实践中产生效果。

第二章

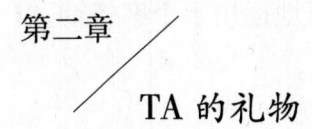

TA 的礼物

1. TA 是谁

> 啊!
> 燕子你说些什么话?
> 教我如何不想她?①

她是谁? 是 TA。

TA 是谁? 是迷人的少女,是天上的街灯,是地上的桥梁,是摇曳的柳枝,是不竭的泉水……

美国心理学家把 TA 作为关键词,提出了人际沟通分析(Transactional Analysis)理论。有人将 TA 翻译为人际沟通分析技术,也有人翻译为人际互动理论。

TA 既是一种心理学理论,也是一种心理咨询和治疗技

---

① 刘半农诗歌精品·教我如何不想她[M]. 长春:北方妇女儿童出版社,2015.

术。当我们说TA理论的时候,意味着技术的出场;当我们说TA技术的时候,意味着理论的支撑。

TA针对个人成长而言,能够很好地运用于个案咨询,但是它在团体咨询中更可见其良好效用。

2. 谁是TA之父

TA诞生于1956年,其父是美国心理学家艾瑞克·伯恩。这一年,TA之父46岁。

1970年,伯恩因心脏病离我们而去,TA年仅14岁。

我们知道,弗洛伊德开创了人类精神分析新时代。伯恩求学时,弗洛伊德精神分析学依然盛行,他随洪流而动。不幸的是,当一直接受精神分析治疗训练的伯恩申请成为专业精神分析中心的会员时,却被拒绝了。详细原因不得而知,也许中心领导觉得伯恩还不够格,或者觉得伯恩牙尖嘴利、个性太强,还有一点傲骨和反叛,所以需要让"年轻人"再"磨磨性子"。也许还有一种可能,即审查资格的领导们认为伯恩表面接受精神分析训练,私下里却在偷偷捣鼓自己的东西,这是制度所不允许的。总之,伯恩在这次挫折中受到了刺激,正式宣布向传统精神分析治疗的基本假定挑战,决定自创理论,建立全新的心理治疗方法。

这是一个挑战权威的新时代。弗洛伊德的许多优秀学生开辟了心理学理论的新领域,比如荣格创立了人格分析心理学、阿德勒创立了人本主义心理学,埃里克森创立了人格发展阶段理论,霍尼创立了社会心理学理论,弗罗姆创立了精神分析社会学。

伯恩发挥他的"整合"天赋,把弗洛伊德和其他心理学家、哲学家(如哈贝马斯的交往行为理论)的理论进行整合,提出了 TA 新理论。借用时尚说法,伯恩创立新理论的方法叫"重组式创新"。

1947 年,伯恩出版了他的第一本书(*The Layman's Guide to Psychiatry and Psychoanalysis*),标志着 TA 孕育。随后,伯恩定期举办新疗法临床研讨会,很多新观念在研讨会上引起共鸣。

1956 年底,伯恩第一次正式推出自我状态、心理游戏和人生脚本概念,TA 呱呱坠地。

1961 年,伯恩出版了第一部有关沟通分析的书《心理治疗中的 TA》。1962 年,伯恩和他的学生开始编写 TA 研究成果的简报。1963 年,伯恩出版著作《组织和团体的结构与动力学》。

1964 年,伯恩的著作《人间游戏:人际关系心理学》(以下简称《人间游戏》)出版后,TA 出现了仙女散花般美丽景象,全世界惊艳于 TA 的魅力。同年,ITAA(国际人际沟通分析协会)成立,伯恩的粉丝们定期相聚并分享天使的礼物。

1966 年,伯恩出版《团体治疗的原则》一书。

1970 年,《爱中的性》初稿刚刚完成,《语言意象与心理分析》还没有写完,TA 之父便不幸去世。

3. TA 理论分家了

伯恩去世后,TA 分家了。

分家并不意味着是坏事,在很大程度上,家大业大才会分家。

TA 由三兄弟继承:老大叫 TA 古典学派(Classical TA),老二叫 TA 贯注学派(The Cathexis School),老三叫 TA 再决定学派(The Redecision School)。

兄弟毕竟是兄弟,他们各自观点虽略有不同,但都是 TA 家庭成员。1980—1990 年,三兄弟之间做了很多整合工作。

"古典学派"的代表人物是杜谢(Dusay)和史坦纳(Steiner),他们完全继承伯恩的 TA 治疗方法,特别强调成人自我状态的发展,以团体方式为主。治疗方法包括四个阶段:结构分析、沟通分析、游戏分析和脚本分析。治愈的标准是:案主可以有效运用自己的成人状态,不受到其他自我状态的干扰和污染。

"贯注学派"的代表人物是席芙(Schiff)夫妇,他们于1972 年在美国加州的奥克兰创立了"贯注治疗中心"。他们认为,治疗师与个案对于治疗过程中所发生的事负有同等的责任,特别强调回到婴儿状态,由此重新出发和建构。治疗结构是:以父母状态为导向,给予个案明确指示。最著名的治疗模式是"再抚育模式",治疗时长三到五年,包括三个阶段:第一阶段"去污染",治疗师帮助个案区分和划清三个自我状态;第二阶段"去贯注",治疗师帮助个案去除其父母自我状态,并以治疗师的自我状态来代替;第三阶段"再抚育",治疗师帮助个案"成为婴儿",并给予个案饮食、安抚、保护,甚至换尿布。由于贯注学派治疗模式争议太大,席芙夫妇曾被ITAA除去会员资格。

"再决定学派"的代表人物是葛丁(Goulding,也有翻译为"高登")夫妇,他们认为人的心理游戏和扭曲都是早期决定的产物,而且每个人都对此负有责任。治疗思想是:协助个案了解他是如何拒绝该有的责任的,然后鼓励其为自己的生命负责。治疗过程分三步:第一步"澄清症结",让内在冲突的不同力量呈现出来,以了解个案早期为什么做出这个决定;第二步"再决定",个案的儿童自我状态要决定一种新的生活方式,并获得其他自我状态支持;第三步是新决定的支持和跟进。

4. 团体治疗的礼物

TA是团体治疗的礼物。团体的存在,为人际沟通分析提供了最佳环境。在团体中,我们可以看到更加绚烂的TA之花。

伯恩在形成TA治疗思想时,曾受到英国团体治疗大师威尔弗雷德·比昂很大的影响,当然他自己也是团体治疗大师。

团体治疗的礼物是积极的、向善的,强调每个人都有承担责任和解决问题的能力。

但是,人们在团体中彼此依赖,也彼此防御,往往会体验到激动、信赖、失望、敌意、妒忌、内疚等矛盾的情感。因此,团体成员渴望获得安全感,渴望有团体领袖带来父母式照顾。当然,团体成员也渴望彼此平等和互相尊重,所以建立团体"合约"非常重要。

5. 我是"好的",我能改变

TA 相信人性是善的——我是好的!也相信人有思考能力,人能掌握和改变自己的命运。

毫无疑问,如何看待人?人性是善的还是恶的?这个很关键。

孟子说"人性善",王阳明说上天赋予每个人"良知",他们坚信每个人的内心世界是强大的,能够拯救自己的人唯有自己。作为心理学家,伯恩相信"人是好的",这使 TA 放射出信任的光辉。

人有思考能力,这也很重要。

"思考"是人与动物区别的标志之一,除非脑子完全损伤,否则任何人都要进行思考。但是,伯恩可能从更深层次的意义上理解"思考能力",这就是德国大哲学家海德格尔所谈论的那个"思"。海德格尔说,人人有思却"尚未思",因为那应该被思及的东西早已离开了人,现在人类所要做的,就是通过"思的追问",回到曾被遗忘的存在状态。在伯恩的心中,许多人之所以有心理问题,正在于"思考能力"缺失。

我可以思考!我能够掌握和改变自己的命运!

但是,改变要从"心"出发,否则无法选择和决定,或者选择和决定出现扭曲,行为出现失调。

扭曲和失调源自儿童时期。儿童迫于外界压力,为了安全而不得不做出某种选择和决定。因此,我需要回到儿童时代,回到真实的内心世界,然后再选择、再决定。

第三章

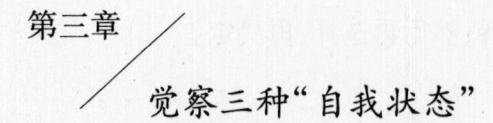

觉察三种"自我状态"

1. 最近状态还好吗

我在日常生活中时不时呈现三种状态:有时活泼得像孩子,有时威严得像父母,有时又很理性地应付现实问题,的的确确是个成人。

——最近状态怎样?
——还好吧。

这是日常生活中的对话。对话中的"状态"就是"自我状态",虽然和 TA 特指的三种自我状态在外延上有所区别,但在内涵上是一样的,即"一套情绪体系,伴随着一套相关的行为模式"。

"最近状态怎样?"看似普普通通的一句问候语,背后却蕴含了丰富的沟通分析心理学思想。

我的状态、你的状态、他的状态……每个人的状态都不一样。世界上没有两个完全相同的自我状态,正如"世界上没有两片完全相同的叶子"。

弗洛伊德把人格结构划分为三个层次：本我、自我、超我。"本我"和"超我"都是无意识状态，它们构建出中间的有意识状态——"自我"，其作用是调节本我和超我的矛盾，并把有意识的自我对外开放。

TA 的"自我状态"进入弗洛伊德人格结构中间层进行分析，从中分解出三种自我状态：父母、成人、儿童。

2. 我看错了世界，还是世界欺骗了我

泰戈尔在诗中写道：

> 明明是我看错了世界，却说世界欺骗了我。

不错，我的自我状态在与世界互动时常常发生扭曲。因为父母自我、成人自我和儿童自我呈现了不同的排列组合方式，同一个世界在不同人的眼睛里会呈现不同的色彩。

我可能像小孩一样看待这个世界，无拘无束地把"我"放在前面：我想要怎么样，我不想要怎么样，我希望怎么样……

我也可能用成人的理性眼光看待这个世界，我看到了事实：嗯，事实！事实的确是这样！

当然，我也可能复制我父母的状态，他们曾给我很多信息，形成了我的人生信念。我用我的"父母自我状态"说话往往是指令性的：你应该怎么样，你不应该怎么样，你必须怎么样，你不能怎么样……

说话的时候,从"我"变成了"你",此时很可能进入了父母自我状态。当我说"你怎么样"的时候,其实在说"我怎么样"。

生活像流水一样永不止息,"当下"正在变动,如果用固化的老旧的脚本应对当下的世界,我的感受可能就是受骗的、痛苦的,而不是信任的、享受的。

3. TA 的灵魂和出发点

伯恩通过持续性的观察发现,所有人都存在三种自我状态:

第一种,与父母式人物的心理状态相类似的自我状态,即父母自我状态(Parent,简称 P);

第二种,自主而直接对现实进行客观评估的自我状态,即成人自我状态(Adult,简称 A);

第三种,固着于儿童时期的虽是过往遗留物但依然活跃的自我状态,即儿童自我状态(Child,简称 C)。

上面三种状态可用下图表示:

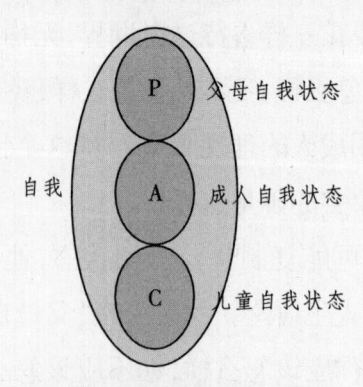

自我状态表层结构示意图

伯恩说，父母自我状态、成人自我状态和儿童自我状态是通俗易懂的说法，与之相对应的专业称谓是："外来精神的（Exteropsychic）、新近精神的（Neopsychic）以及原初精神的（Archaeopsychic）自我状态"①。自我状态是 TA 的灵魂，也是 TA 理论和技术的出发点。离开了自我状态，TA 就不存在。

在 TA 技术中，心理咨询师是从自我状态开始工作的，通常也叫"人格观察"。比如，案主哭泣时缩成一团可能显示他正处在儿童自我状态——母亲在他小时候拒绝买玩具给他，那时候他也缩成一团哭泣。

为什么从自我状态出发？伯恩有一段明确描述：

> 我们认为，在任何一个给定的时刻，处于社会集合中的每一个人都会表现出父母自我状态、成人自我状态或者儿童自我状态，而且每个人都能够从一种自我状态转换到另一种，只是这种转换的容易程度各有差异。这些观察可产生某种诊断性的说明。"那是你的父母自我状态"的意思是"你现在的心理状态与你的父母（或父母的替代者）曾经出现的某种心理状态相类似，而且你现在的姿态、手势、用语、情绪等反应就和他一样"。"那是你的成人自我状态"就意味着"你刚刚进行了自主而客观地评估，并且正在以一种就事论事的无偏见的方式陈述你的思考过程、看到的问题或者得出的结论"。"那是你的儿童自我状态"则意味着"你的反应方式和意图就和你还

---

① 【美】艾瑞克·伯恩. 人间游戏：人际关系心理学[M]. 刘玎，译. 北京：中国轻工业出版社，2014：17–18.

是一个小孩子时一样"。①

4. 每种自我状态都有其独特的生命价值

伯恩说:"每种自我状态都有其独特的生命价值。"②

三种自我状态在我的日常行为中不是各自呈现,而是综合交织的。因此,健康快乐来自三种状态的和谐相处。我们不应该偏待某一种状态或者排斥另一种状态,而应该让三种状态都得到同等尊重,并且拥有各自的合法地位。

在某个正式的场合,我们能显示出一种非常沉稳的成人状态,但是内心呈现好玩的儿童状态,这可能是无意识的。

也许明星人物在镁光灯下很光鲜,因为这时候他们呈现出来的主要是成人自我状态。但是,也许他们的内在儿童自我却是焦虑和抑郁的。有时候也会发生这样的情形:正当我们热烈地聚焦于某明星时,却突然传来消息,他吸毒了、自杀了……

我们还看到,教师们在学校里总是要摆出一副父母亲的样子,在学生面前的教师总是居高临下的,或者教训,或者关爱,师生很少平等交流,更很少释放童心来一起欢乐。

长大了,我们进入了职场,获得了各式各样的角色,然而此时最容易犯的错误就是:不尊重自己的儿童自我状态,常常装腔作势,以为很符合自己的身份。TA 告诉我们,伤害某

---

① 【美】艾瑞克·伯恩. 人间游戏:人际关系心理学[M]. 刘玎,译. 北京:中国轻工业出版社,2014:18.
② 【美】艾瑞克·伯恩. 人间游戏:人际关系心理学[M]. 刘玎,译. 北京:中国轻工业出版社,2014:21.

种自我状态的生命价值，最终要受其惩罚。

5. 学做"明白人"

自我状态是思想、感受和行为一致的系统。当我们处于儿童状态时，思维是儿童的，行为也是儿童的；当我们处于成人状态时，思想与感受都是成人的，行为也是成人的；同样，当我们处在父母状态时，思想与感受都是父母的，行为也是父母的状态。

"当下，我是什么状态"——我们自己清楚吗？也许，我们从来都糊里糊涂，所以常感"不顺"。是啊，每个人的成长都不是一帆风顺的，一棵幼苗存活下来并且长大成树肯定满身伤痕。

我们进入某种环境，三种自我状态会发挥不同的功能，也许某个时候父母自我状态多一些，也许某个时候儿童自我状态多一些，也许某个时候成人自我状态多一些，但是我们会根据环境做出自我状态调整的判断，经过一定时间的学习训练，达到自己的和谐状态，并获得与他人亲密交往的自主性。

在某个时间段，我们可能呈现了某种自我状态最佳的能量，也可能呈现几种自我状态综合的能量，但是只有三种状态和谐相处而且全部受到尊重，而且在不同环境中能够自由调动与之适应的不同状态，我们才是健康的。

也许，某个时间段我们的父母状态特别强，而在另一时间段又显示出特别强的儿童状态。在某种环境中我们可能具有很强的成人状态,而在另一种环境中却很像自由自在的孩童。这些自我状态不是单独或割裂呈现出来的,而是综合呈现出来的,只是侧重点不同而已。重要的是,我们没有压抑自己,没有装腔作势,也没有疯疯癫癫。需要父母、成人或者儿童自我状态出现时,它们都可以适时出现——健康的、自然的、快乐的、和谐的样子。

过犹不及、偏执……都不是和谐健康的自我状态。

外显行为是由占主导地位的自我状态决定的。性格沉稳的人,可能他的成人自我状态多一些;性格活泼的人,可能他的自由型儿童状态多一些;脾气专横暴躁的人,可能他的消极控制型父母状态多一些。

我们要善于运用真实自我的"直觉"来觉察我们的自我状态,知道什么时间、什么情景通常出现什么状态。当我们做某件事情时,突然出现反常行为,可能就是我们的直觉反应,也是我们的某个真实自我状态。我们要敏锐地觉察,学会自我尊重、自我调整、自我共赢,这就叫"明白人"。

6. 诊断自我状态的四个维度

伯恩提供了觉察和诊断自我状态的四个维度:行为表现,互动方式,历史经验,现象体验。无论是对于个体的自我觉察,还是对于心理咨询师对来访者的诊断,这四个维度都是非常有效的。

维度一:从行为表现进行诊断,观察表情、声音、肢体的动作。当一个人处于父母自我状态的时候,他的坐姿通常是非常严肃的；当一个人处于成人自我状态的时候，可能就相对放松一些；当他处于儿童自我状态的时候，可能就坐得非常随意而懒散。从行为表现来判断是最主要的判断标准，因为我们大部分的行为都被情绪所驱动（尤其是当我们感受到威胁的时候）。

维度二：观察与他人互动的方式。我们见到一个人在哭泣，可能会扮演安抚和关心的父母角色。社交双方在互动的时候，自我状态常常有互补情况发生，也常常出现能量共振现象，心理咨询师可以从自我状态来判断对方状态。比如咨询师以父母自我状态和来访者沟通，来访者往往就以儿童自我状态来回应；如果咨询师处于儿童自我状态，来访者也可能收集到很多儿童自我状态，并以同样的状态来回应。

维度三：从历史经验进行诊断。比如我们可能有"锁门强迫症"，它来自小时候的"锁门故事"：没有锁好门，被父母多次训斥；因为怕没有锁好门，半夜惊醒，等等。因此，我们在行为方式和互动方式上可能会有恐惧、焦虑和恍惚的表现，可能时而像小孩，时而像父母。如果当下没有这种表现，那我们当下的状态就是成人的，恐惧、焦虑和恍惚被成人暂时掩盖了。

维度四：当同等强度的现象出现时，我们可能再次体验儿时获得自我状态的那一刻，对此观察可知我们处于何种状态。比如，一个老鼠穿堂而过，有人可能突然高声尖叫，有人可能漠然视之，有人可能站起来组织大家围捕老鼠。也许，那个害怕得高声尖叫的人竟然是高大威猛的男士，此时他甚至渴望蜷缩在别人的怀里获得安慰。由此可知,这个男士的困境根植于其家庭历史,目前他正以其独特方式体现这种剧本。

7. 绘制自我图

TA古典学派的代表人物杜谢发明了"自我图"的绘制方法,可以让我们比较直观地判断自我状态的强与弱,以便于调整和改善自我状态。

举例说明:我是一位教师,来到教室里,学生正在自习。首先,我站在讲台上对全体学生宣布班级纪律,这是我的控制型父母状态。随后,我和个别学生交流,我很会照顾学生情绪,这是我的养育型父母状态。一会儿,我又和学生讨论一个问题,而且争辩起来,这是我的成人自我状态和自由型儿童状态。忽然,有学生指责我耽误了他们做作业的时间,我害怕起来,有一些紧张和内疚,这时我的顺从型儿童状态发生了作用。但是,总体来看我是严谨的,我没有和学生开过分的玩笑。据此,我可以画出下面这个"自我图"。

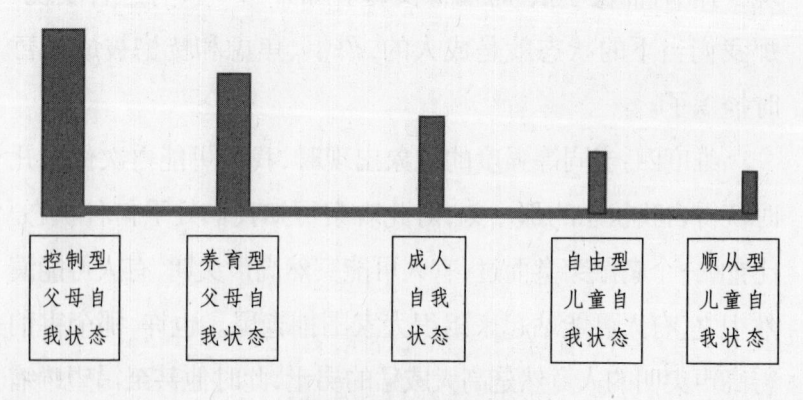

| 控制型父母自我状态 | 养育型父母自我状态 | 成人自我状态 | 自由型儿童自我状态 | 顺从型儿童自我状态 |

某教师的"自我图"

通过绘制自我图,我们可以调整自我状态的能量分配。当我们想要培养自由儿童的时候,就需要让控制父母的能量降下来,同时让养育父母的能量升上去。当自由儿童的能量提高时,顺从儿童的能量会相应降下来。

能量分配不一样,我们对外展现的自我状态也不一样。明白和谐地利用自我状态,可以让自己更好地处理当下问题。我们可以有意识地与自己内在小孩沟通,找出那个受伤的记忆,以成人自我状态或积极的养育型父母状态来抚慰受创的内在小孩,帮助内在小孩重新选择和决定。

没有最好的自我状态,也没有最坏的自我状态,关键是自我状态的调整。比如,当我们的父母自我和儿童自我有不同的想法时,成人自我就可以作为中间的调节者,既满足父母自我的需求,又满足儿童自我的需求。

第四章

父母状态和儿童状态

1. "自我状态"家族

"自我状态"家族由成人自我状态、父母自我状态和儿童自我状态"三胞胎"组成。三胞胎中,成人自我状态没有子孙,父母自我状态和儿童自我状态都不仅有儿子,也有孙子。

父母自我状态有两个儿子:"控制型父母"和"养育型父母"。这两个儿子又各自有两个儿子:"积极的控制型父母""消极的控制型父母","积极的养育型父母""消极的养育型父母"。

儿童自我状态也有两个儿子:"自由型儿童"和"顺从型儿童"。这两个儿子又分别有两个儿子:"积极的自由型儿童""消极的自由型儿童","积极的顺从型儿童""消极的顺从型儿童"。

成人自我状态是一个人针对此时此地的所有状况,利用全部资源而做出的思维、情感和行为反应。成人自我状态自强自立,没有子孙。

这个家族可以用下图来表示：

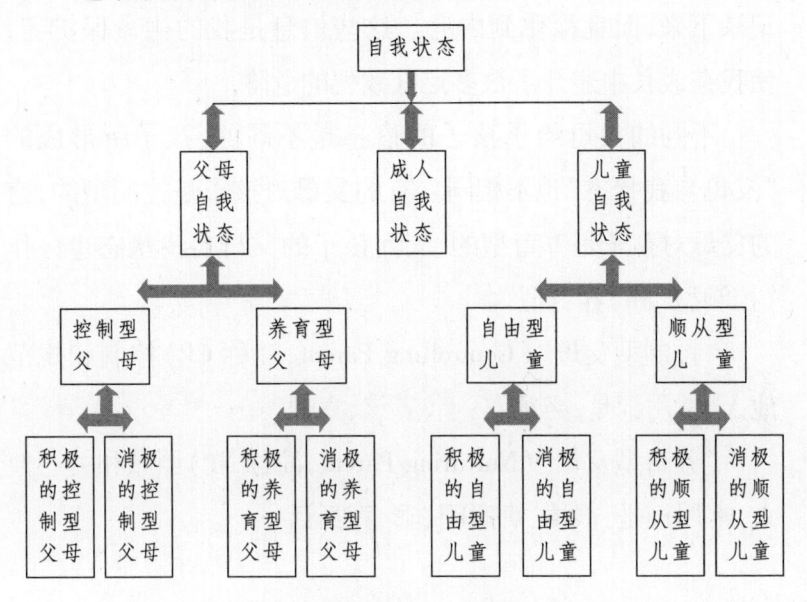

"自我状态"分支图

2. 控制型父母和养育型父母

五岁之前,我还没有被社会化,还没有按照社会的要求离家上学。此时,我将父母作为模仿的榜样,将父母的言谈举止记录下来,装进一个叫"父母自我状态"的盒子里。

这个盒子里,有父亲和母亲的恩爱,也有他们的争吵,有父亲或母亲对我的警告和安抚,也有连珠炮式的"不准这样,不准那样":不要说谎、不要迟到、不要摸电、不要拿刀、不要站那么高、不要相信陌生人……当然,还有连珠炮式的"要这样、要那样":要努力、要准时、要诚信,要多背诵唐诗,过马路要两边看……

不管这些"要"和"不要"是对是错,我都会将之当作真理记录下来,而且深化到内心。这些信息是我的生命保护者,使我在成长中避开了很多足以致死的危险。

不同的父母给予孩子的信息是不同的,孩子所形成的"父母自我状态"也不相同。有的父母对孩子是控制型的,有的父母对孩子是养育型的,因而孩子的父母自我状态也分作"控制型"和"养育型"。

"控制型父母"(Controlling Parent,简称 CP)控制和规范他人,常用词是:必须、马上、应该、立刻……

"养育型父母"(Nurturing Parent,简称 NP)照顾和关心他人,常用词是:很棒、真聪明、乖、真听话……

3. 积极控制和消极控制

不错,"控制"有积极和消极之分。小时候,生在控制型父母家庭,往往不是好现象,但相对而言,积极控制总比消极控制要好一些,孩子至少能很快懂得什么是规则和如何守规则。

"吃饭了"——积极控制父母和消极控制父母有怎样不同的表现呢?

积极控制父母说:"现在开始吃饭了,请坐好吧!吃饭要有礼貌啊。"

消极控制父母说:"好好吃饭!你看你,坐没有坐相,吃没有吃相!像个猪一样!"

毫无疑问,这些言语会内化在孩子心里,成为孩子的"父母自我状态"。孩子长大后,虽然接受教育,知道怎么说话更符合场合,但是不经意间,那种隐藏在深处的状态会迸发出来。即使在一个很气派的宴会桌上,也会发生这种情况。

4. 积极养育和消极养育

如果你的父母是积极养育型的,那么恭喜你!因为你既有自由,也有引导。这类父母真诚帮助别人,表达对别人的尊重。

如果你的父母是消极养育型的,那么也恭喜你!因为你可以为所欲为,父母很少干涉你。这类父母帮助别人时往往忽视别人的感受,他们像是施舍一样,对此他们自己也许并没有意识到。

"吃饭了"——两类父母如何表现?

积极养育型父母说:"现在饿不饿呀?喜欢不喜欢吃米饭?要不要先喝点水再吃饭啊?"

消极养育型父母说:"不喜欢吃就别吃了,拿钱去外面吃吧!""怎么都行,随便怎么吃都可以。"

在成长过程中,你由此学会了积极和消极养育,形成了你的积极养育型父母自我状态和消极养育型父母自我状态。

当然,没有绝对的积极和消极,也没有绝对的控制型和养育型父母。这些父母自我状态也是综合的,不可能分裂为几个不同的部分。只是说,在某种场合和某个时间段,父母自我状态呈现出某种非常明显的特征,就像父母一样,有时候他们非常慈爱,有时候他们又苛责又控制。

5. 自由型儿童和顺从型儿童

常言说,有什么样的父母就有什么样的孩子。孩子看父母、学父母、做父母,他们的父母状态盒子里装满了父母信息。

但是,孩子的眼睛里除了父母,还有玩具、花草、书籍、游戏,以及其他小朋友,等等。他们把自己所见所闻所感加上父母的影响,形成一个新判断和新决定,全部装在他们的"儿童状态盒"里。

孩子会从摇篮摆动中获得愉悦的感觉,会在抚摸听话的小猫时获得给予爱抚的喜悦,会在好奇地拆装钟表时受到父母的批评,也会在打开窗子探索外部世界的过程中获得父母的警告……总之,"儿童状态盒"里既装有不好的感觉,也装有好的感觉,但是不好的感觉往往要超过好的感觉,这些都叫儿童自我状态。

根据外在影响以及儿童对这种影响的不同感受,儿童自我状态可分为"顺从型"和"自由型"两种。

"自由型儿童"(Free Child,简称 FC)完全依照自己的心愿自然行事,也有人用 Natural 这个词代替 Free。

"顺从型儿童"(Adapted Child,简称 AC)的行为总是顺从的,其目的是获得认可。

6. 积极自由和消极自由

"自由型儿童自我状态"表现为积极的和消极的两种。

或者说,儿童状态中的自由有积极和消极之分。

"积极自由"通常产生于民主文化浓郁的家庭,父母在孩子成长过程中给予其充分尊重。换言之,积极自由型儿童和积极养育型父母相对应。

吃饭时,积极自由型儿童说:"吃饭应该坐好呀,这样对别人尊重,对自己肠胃也好嘛!"

别人问:"可以吗?"积极自由型儿童说:"好的,我可以的!"

别人问:"满意吗?"积极自由型儿童说:"我很满意!"

"消极自由"通常产生于比较放任的家庭当中,孩子随性而为,父母很少关注。换言之,消极自由型儿童和消极养育型父母相对应。

消极自由型儿童可能显得很率真,也可能显得很野性,或者被人认为缺乏教养。

玩得高兴时,消极自由型儿童突然说:"啊,真他妈爽!"

别人问:"为什么这样做?"消极自由型儿童可能说:"老子就喜欢这样啊!"

一般来说,自由型儿童状态越多的人,其创造力越强。当然,积极自由型儿童的创造性对社会有积极作用。

建议阅读《窗边的小豆豆》这部自传体小说,它是理解积极自由型儿童状态的最典型教材。小说描写了小豆豆在积极的养育型父母和校长的教育下,如何形成"我好—你好"心理地位和积极自由型儿童自我状态。

7. 积极顺从和消极顺从

没错,顺从也有积极和消极之分。

"顺从型儿童自我状态"表现为积极顺从和消极顺从两种,一般成长于控制型家庭。

"积极顺从"对应"积极控制父母",这类家庭要求繁多,规则严明。

吃饭时,积极顺从儿童说:"吃饭的时候应该坐好,应该有礼貌,这是必需的,这样是对别人的尊重。"

别人呼叫时,积极顺从儿童说:"好的,我知道了,马上就来!"

"消极顺从"对应"消极控制父母",这种状态表现为恐惧和退缩,其目的是获得安全感,当然也有抗拒的意思在里面。

吃饭时,消极顺从儿童说:"吃饭的时候必须坐好,并且有礼貌,否则就会遭到斥责,就不会被人喜欢。"

别人呼叫时,消极顺从儿童说:"好吧,等一下嘛!"

与自由型儿童相比,顺从型儿童是一种适应性的状态,他们必须根据父母要求调整行动,常常要讨好父母。积极顺从儿童显得非常听话,想要与父母建立良好关系;消极顺从儿童有时候表现得很反叛,与父母对着干,如逃学、离家出走,等等。这是顺从的另一个极端。

8. 家族符号

"自我状态"家族可用下面的符号图来表示:

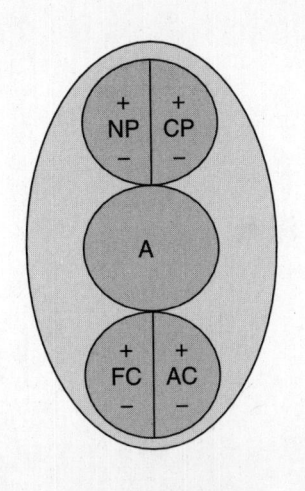

自我状态描述图

　　+NP 表示积极的养育型父母自我状态，-NP 表示消极的养育型父母自我状态；+CP 表示积极的控制型父母自我状态，-CP 表示消极的控制型父母自我状态。

　　A 表示成人自我状态。

　　+FC 表示积极的自由型儿童自我状态，-FC 表示消极的自由型儿童自我状态；+AC 表示积极的顺从型儿童自我状态，-AC 表示消极的顺从型儿童自我状态。

第五章

奥秘在深处

1. 迈入自我状态第二层次

心灵奥秘包裹在自我状态第二层次。

第二层次是储存记忆、想法和经验的地方,这个地方分门别类地整理和储存信息,它们会在外界事件的刺激下又被分门别类地提取出来。

如果把自我状态比作核桃的话,那么第一层次就是坚硬的外壳,第二层次是营养丰富的果仁。

人的气质和个性表现于第一层次,决定于第二层次。心理咨询师可以借助第二层次的结构模式,分析来访者的行为、想法和感受,以及影响其个性特征的深层因素。

请看下面这个分析图:

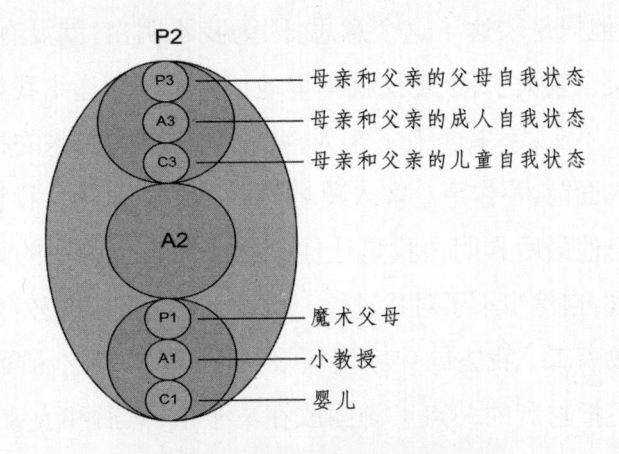

```
         P2
      ┌──────┐
      │  P3  │──── 母亲和父亲的父母自我状态
      │  A3  │──── 母亲和父亲的成人自我状态
      │  C3  │──── 母亲和父亲的儿童自我状态
      │      │
      │  A2  │
      │      │
      │  P1  │──── 魔术父母
      │  A1  │──── 小教授
      │  C1  │──── 婴儿
      └──────┘
```

自我状态第二层次结构分析图

第二层次蜷缩于大圆圈内,看上去就像是包裹在核桃外壳里面的粒粒果仁。这些果仁包括:

(1)日常生活中母亲和父亲的三种状态(父母 P3、成人 A3 和儿童 C3),被储存在孩子的"父母自我状态 P2"盒子里。

(2)孩子日常生活中的三种状态(魔术父母 P1、小教授 A1 和婴儿 C1),被储存在孩子自己的"儿童自我状态"盒子里。

2. 长大后怎么就成了"我自己"

每个人都是独特的。

我是独特的,因为我经历了复杂的"成为自己"的过程。

请看下面两个故事:

故事一　我正坐在地上玩游戏,父亲把他喝完水的杯子递给我,意思是让我把它放在我旁边的桌子上。但父亲没有说话,他只是表达了这个意思,因为我不明白,就没有理他。结果父亲发火了,于是我就牢牢地记住了父亲递给我杯子的动作。不久,家里面来了客人,我也把我刚喝完水的杯子伸到客人面前,不作声。客人莫名其妙,问我干什么,我也不说话。当他最后弄明白我是让他把杯子放在他旁边的桌子上的时候,自然少不了对我进行一番关于礼貌问题的教育。

故事二 我去同伴家里玩耍,他们家正在吃汤面,同伴的姐姐把吃剩的一点点汤面放在桌子上,然后和大家聊天。过了一会儿,她又把剩下的吃完了。我很不明白她为什么这样做,觉得吃汤面就应该是这样子的。于是,我在很长一段时间里,吃汤面都要剩下一点点搁起来,然后装模作样地和其他人聊天,最后再把剩下的吃完。

小孩子看大人的世界就是这么奇奇怪怪,像是耍魔术一样,而小孩子处理他所接收的信息时也像耍魔术一样。这种魔术总是千变万化,从不雷同。

父母也有他们的自我状态,他们呈现给孩子的不可能是单一状态,而是三种自我状态的综合。因此,小孩子眼中的父母是奇妙的、复杂的、多变的和无所不能的,他们在自己的"父母自我状态"盒子里把父母信息储存起来。单单就这个盒子而言,孩子可以对他们的父母说:"长大后,我就成了你。"

但是,小孩子也用自己的想象和认知对来自父母的信息进行加工,这叫对刺激进行"反应"。小孩子的反应是奇妙的,称为"魔术父母""小教授"和"婴儿"。

第一,孩子在处理来自父母的信息(语言、行为和情绪)时充满各种奇幻的想象,这种被想象加工过的信息储存在"儿童自我状态"盒子里,被称为"魔术父母"。

第二,孩子也用他们自己所谓的"成人意识"去理解世界,虽然这种理解其实是一种天然的直观感受,但是往往呈现出非常聪明智慧的一面,就像小教授一样。这种理解储存在"儿童自我状态"盒子里,被称为"小教授"。

第三,婴儿是有感知能力的,甚至在母亲子宫里的时候就已经有感知。0岁到6个月的婴儿能够感受到父母的喜怒哀乐。这种感知也会进入孩子的"儿童自我状态"盒子里储存下来,被称为"婴儿"。

小孩子把自己对于刺激的所有反应分门别类地放在"儿童自我状态"盒子里储存起来。这个小盒子就像他们的私密日记本,里面记载了他们所有的痛苦和快乐。

好吧,我知道了。我每天都拿着我的"父母自我状态"盒子、"儿童自我状态"盒子和"成人自我状态",一天天长大后,我就成了"自己"。

3. 关注婴儿的需要

研究发现,婴儿在子宫里就有六种需要:①被保护的需要(母体子宫里体液的保护);②被许可的需要(子宫的收缩和扩张);③被滋养的需要(子宫里通过脐带传送营养);④被尊重的需要(通过母亲的身体传递给婴儿);⑤位置感的需要(通过子宫提供的空间来满足);⑥界限的需要(通过子宫壁的收缩和扩张来获得)。在专业的团体咨询中,咨询师创建环境允许这六种需要得到满足,促进参与者内在崭新自我的重新发育。

婴儿一出生就会哭闹,就会吃奶,还会握拳,这是渴望再次满足上述六种需要的本能。哭闹可能出于惊恐,吃奶则是出于饥饿,握拳也许出于紧张,但是这些都不是单独存在的。哭闹不仅仅因为惊恐,吃奶不仅仅因为饥饿,握拳也不仅仅因为紧张,每一个情绪中都包含被保护、被许可、被滋养、被尊重、空间感、界限感等需要。如果不理解这一点,我们也许就不会明白为什么有的小孩吃饱喝足了还在哭泣。

为了获得需要的满足,婴儿也会不时地调动他们的本能。需要吃喝时婴儿会哭,但是哭了一阵发现没有人关注自己,他就不再哭了,他要保存能量,等有人过来关注自己的时候再哭。如果他哭的时候,有人过来打他,他可能就学会了不能哭。如果他发现不管哭不哭,父母总是定时给他吃喝,他就会形成一种被动等待的机制。

基因提供了自我状态的生理架构,但是婴儿的外在体验给"儿童自我状态"赋予了生存功能。如果小孩的体验是父母不想要他,他可能会抑郁,甚至做出自杀的决定。虽然婴儿不会实施这种决定,但它一直储存于儿童自我状态的盒子里,长大后频繁遇到类似情形时也许就会突然爆发出来。

4. 小教授

6个月到1岁半是孩子第一次主动探索世界的阶段,他们会像小教授那样去探索和观察,然后把结果记录在儿童自我状态的日记本上。

孩子会把东西从桌上扔下去,然后观察发生了什么;他们还会做一些父母不让做的事情,然后观察父母有什么反应。因此,父母要给小孩探索世界的足够空间,在确保安全的前提下让他们到处爬,让他们把东西从一个地方移到另一个地方。如果父母在这个阶段对孩子有很多限制,就会使孩子的"小教授"发育不完整,孩子对世界的好奇心和探索意识就会下降。

5. 可以说"不"

1岁半到3岁,孩子开始建构他们的成人自我状态。

孩子在这个阶段拥有了语言能力和思考能力,他们形成了一些概念,可以思考做什么和怎样去做,以便于获得需要的满足。重要的是,孩子此时可以区分父母跟"我"不一样,可以说"不":"这不是我想要做的,这只是你们想要做的。"

可以说"不",这是孩子成人自我状态形成的主要标志。

6. 魔术父母

3岁到6岁是孩子的"魔术父母"起作用的阶段。

这个阶段的孩子会把他所得到的父母信息用想象进行加工,然后储存在儿童自我状态的盒子里,进而逐渐发展出自己看待这个世界的方式。

"魔术父母"促使孩子在童话故事里找到自己的身份认同。假如某个小女孩的父母对她非常苛刻,兄弟姐妹对她也很差,她很可能从童话故事里面找到"灰姑娘"这个身份认同,觉得总有一天会有人来接她,让她去参加一个舞会,在这个舞会上她将遇到王子,然后过上公主般的幸福生活。

6岁之前是一个很重要的年龄阶段,因为一个人生命中所有的儿童自我状态已经发展完毕,而且成人自我状态也已经发展起来。

7. 重要的小学阶段

6岁到12岁是孩子的"父母自我状态"形成的关键时期,也是全部三种自我状态建构完成的时期,这个时期孩子恰好进入小学学习的阶段。

6—7岁的时候,孩子已经能够分清童话世界和现实世界的区别,不再被魔术父母制约。8—10岁的时候,孩子能够把父母或老师那里的信息经过内化而展现出来。12岁的时候,孩子的所有自我状态都已经发展完备。虽然在此后的人生阶段中,自我状态还会有一些新发展和新体验,但是基本框架和主要内容已经在12岁之前完成了。

8. 13岁,开始"反刍"

13岁到18岁进入青少年阶段。由于身体在这个阶段发生了重要变化,性器官发育成熟了,面对世界独立生活的欲望增强了,所以孩子开始在这个阶段处理过往信息,就像牛羊反刍一样。

这种"反刍"其实是一种摆脱旧负荷和建立新生活的努力,其过程并不容易。有时候还要借助外力,比如在现实生活中寻找榜样以替代童话故事里的英雄形象,渴望像榜样那样去生活。因此,青少年这个年龄阶段都是"追星族"。唐代诗人李贺有诗曰"少年心事当拿云",正是表达这个年龄阶段的理想情结。但是,随着独立生存欲望的增强,青少年特有的情欲、孤独感和焦虑感也增强了,就是说"少年维特的烦恼"出现了。

如何处理过往信息?13岁的时候处理婴儿阶段的信息,比如没有得到足够的安抚和注意,就可能通过各种方式去弥补。14岁的时候处理小教授探索阶段的信息,比如没有满足足够多探索的需要,就可能在这个时候选择离家去远游。15岁的时候处理1岁半到3岁阶段的信息,比如区分父母和自己是两个不同的个体。很多父母发现,孩子在15岁的时候开始叛逆,这是因为他们正在处理小时候的自我,表明他们跟父母有所不同。16岁的时候处理3—6岁的信息,开始重新认识世界和思考人生。17岁的时候重新处理6—12岁的信息,重新认识和定位自己与父母的关系,然后确定自己的生活道路。18岁的时候已经拥有自我照顾的能力,知道怎样去独立生活。

第六章

民族心理的"自我状态"分析

1. 每个人身上都储存了民族心理

个体的也是民族的,每个人身上都储存了民族心理。

我成长于家庭,也成长于民族。我的自我状态长期被父母信息浸泡,也被民族文化心理浸泡。每个家庭各有各的不同,但民族文化心理是相似的。

因此,分析民族心理的自我状态对于每个人的心灵成长很有意义。

作为社会性存在,我不得不进入群体当中生活,一旦生活在群体中,我的思维方式就必然发生"群体变化"。对于一个民族来说,长期以来的社会文化影响其群体心理自我状态,这种状态不断通过每个个体的思想和行为方式呈现出来。

一个民族在儿童养育方式上形成了大体一致的文化心理模式,也就是说,我的民族心理在我的儿童期就被决定了。从 TA 角度分析,民族心理中的父母状态、成人状态和儿童状态的能量分配不均衡,也使生活于这个民族的百姓身上盛装了不均衡的能量。

2.《变色龙》

分析一个著名故事,这个故事出自俄国伟大作家契诃夫的短篇小说《变色龙》:

"这儿出了什么事?"奥楚蔑洛夫挤到人群中去,问道:"你在这儿干什么?你干吗竖起手指头?……是谁在嚷?"

警官奥楚蔑洛夫的形象是超个体的,代表了当时沙俄政府专制主义文化的"自我状态"的扭曲性。当警官带着巡警居高临下地来到老百姓面前时,他的主导性自我状态首先就是消极的控制型父母,老百姓在他面前是可以随意处置的私有财产。上面这段话呈现出很明显的消极控制型父母自我状态。

在沙俄政府专制主义文化中,老百姓的自我状态也是扭曲的。下面一段话是首饰匠赫留金看到警官来了之后的言行状态,显然不正常。他首先是以成人自我状态作为主导性状态,但其中又有一点可怜巴巴的顺从型儿童自我状态,试图通过一整套似乎很有道理的说辞和表演趁机多敲诈一点钱。他说:

"我本来走我的路,长官,没招谁没惹谁……"赫留金凑着空拳头咳嗽,开口说:"我正跟密特里·密特里奇谈木柴的事,忽然间,这个坏东西无缘无故把我的手指头咬了一口……请您原谅我,我是个干活的人。……我的活儿是细致的。这得赔我一笔钱才成,因为我要有一个礼拜不能用这个手指头……法律上,长官,也没有这么一条,说是人受了畜生的害就该忍着。……要是人人都遭狗咬,那还不如别在这个世界上活着的好……"

听了赫留金的陈述,为了表示自己是对老百姓负责的"父母官",奥楚蔑洛夫不假思索地出现了施舍性的消极养育型父母状态:

"嗯!……不错……"奥楚蔑洛夫严厉地说,咳了一声,动了动眉毛。"不错……这是谁家的狗?这种事我不能放过不管。我要拿点颜色出来叫那些放出狗来闯祸的人看看!现在也该管管不愿意遵守法令的老爷们了!等到罚了款,他,这个混蛋,才会明白把狗和别的畜生放出来有什么下场!我要给他点厉害瞧瞧……叶尔德林,"警官对巡警说,"你去调查清楚这是谁家的狗,打个报告上来!这条狗得打死才成。不许拖延!这多半是条疯狗。……请问,这到底是谁家的狗?"

但是,奥楚蔑洛夫一听到有人说"这好像是席加洛夫将军家的狗",他的自我状态马上就变成了顺从型儿童。因为在专制主义文化中,人的精神世界从来都是受到指责和鞭笞的,当权威(父母,主人)不在的时候他就是权威,当权威出现时,他立刻就变成了顺从的儿童。这是求取生存安全的必然反应。请看警官的反应:

"席加洛夫将军家的？嗯！……你，叶尔德林，把我身上的大衣脱下来。……天好热！大概快要下雨了。……只是有一件事我不懂：它怎么会咬你的？"奥楚蔑洛夫对赫留金说，"难道它够得到你的手指头？它身子矮小，可是你，要知道，长得这么高大！你这个手指头多半是让小钉子扎破了，后来却异想天开，要人家赔你钱了。你这种人啊……谁都知道是个什么路数！我可知道你们这些鬼东西是什么玩意儿！"

专制文化中的老百姓没有成熟的成人自我状态，他们往往见风使舵，甚至落井下石，要不然就是无厘头地瞎起哄一番。这种扭曲的自我状态是消极父母与消极儿童的综合体，在倾向上是比较模糊的，我们可以称之为"主奴人格"。请看一个围观者怎么说：

"他，长官，把他的雪茄烟戳到它脸上去，拿它开心。它呢，不肯做傻瓜，就咬了他一口。……他是个荒唐的人，长官！"

"你胡说，独眼龙！你什么也看不见，为什么胡说？长官是明白人，看得出来谁说谎，谁像当着上帝的面一样凭良心说话。……我要胡说，就让调解法官审判我好了。他的法律上写得明白。……如今大家都平等了。……不瞒您说……我的兄弟就在当宪兵……"

"少说废话！"

"不，这条狗不是将军家的……"巡警深思地说，"将军家里没有这样的狗。他家里的狗大半是大猎狗。……"

"你拿得准吗？"

"拿得准,长官。"

警官也具有主奴人格。只要不是最高统治者,专制文化中的每一个人都具有"主奴人格"。主奴人格中的自我状态是复杂的、综合的,是消极的控制型父母和消极的顺从型儿童的病态反映。下面几段描写很有代表性,当奥楚蔑洛夫说到自己的主人时一副奴才相,而面对奴才时又马上换成了主人面孔:

"我也知道。将军家里的狗都是些名贵的、纯种的狗;这条狗呢,鬼才知道是什么东西!毛色不好,模样也不中看……完全是下贱胚子。……他老人家会养这样的狗?!这人的脑子上哪儿去了?要是这样的狗在彼得堡或者莫斯科让人碰见,你们知道会怎样?那儿的人才不管什么法律不法律,一转眼的工夫就叫它断了气!你,赫留金,受了苦,这件事不能放过不管。得教训他们一下!是时候了。"

"不过也可能是将军家的狗……"巡警把他的想法说出来,"它脸上又没写着。……前几天我在他家院子里就见到过这样一条狗。"

"没错儿,是将军家的!"人群里有人说。

"哦!……叶尔德林老弟,给我穿上大衣吧。……好像起风了,挺冷。……你把这条狗带到将军家里去,问一下这到底是不是将军的狗。……你就说这条狗是我找着,派你送去的。……告诉他们以后不要把它放到街上来。也许是名贵的狗,要是每个猪崽子都拿雪茄烟戳到它脸上去,那它早就毁了。

狗是娇贵的动物……你这个混蛋,把手放下来!用不着把你那根蠢手指头摆出来!怪你自己不好!……"

"将军家的厨师来了,问他好了——喂,普洛诃尔!过来吧,老兄,上这儿来!瞧瞧这条狗。……是你们家的吗?"

"瞎猜,我们那儿从来也没有过这样的狗!"

"那就用不着费很多工夫再上那儿去问了,"奥楚蔑洛夫说,"这是条野狗!用不着白费工夫说空话啦。……既然他说是野狗,那就是野狗。弄死它算了。"

"这不是我们的狗,"普洛诃尔继续说,"这是将军哥哥的狗,他哥哥是前几天才到我们这儿来的。我们的将军不喜欢这种小猎狗,他哥哥却喜欢。"

"他哥哥来啦?是乌拉吉米尔·伊凡尼奇吗?"奥楚蔑洛夫问,整个脸上洋溢着含笑的温情,"哎呀,天!我还不知道呢!他是上这儿来住一阵就走吗?"

"是来住一阵的。"

"哎呀,天!他是惦记他的兄弟了。……可我还不知道呢!这么说,这是他老人家的狗?高兴得很……把它带走吧……这条小狗还不赖……怪伶俐的,一口就咬破了这家伙的手指头!哈哈哈……得了,你干吗发抖?呜呜……呜呜……这坏蛋生气了……好一条小狗……"

在专制主义超个体文化中,形形色色的自我状态是面容模糊的,几乎没有自由型儿童部分,也没有积极的养育型父母部分,当然也不会有成熟、理性和强大的成人自我状态。

3. 中华民族的自我状态

殷商时代,中华民族的自我状态以自由型儿童为主导,那时的王公贵族仿佛都是放任、狂欢的儿童。西周以后,中华民族的心理进入了以成人自我状态为主导的历史时期,周公设计了一整套与之相应的文化制度。从刘邦建立汉朝开始,中华民族心理进入了以父母自我状态为主导的历史时期,随着儒释道文化的杂糅和演进,这种父母状态浓郁的文化被称为"老人文化"。经过2000多年时间的流淌,中华民族的父母自我状态呈现出含蓄、内敛、安静、勤奋、封闭、焦虑等特征。

在民族文化心理结构中,如果父母自我状态取代了成人自我状态和儿童自我状态,那么这个民族文化就是权力中心主义的。表现在实际生活中就是:权大于法,不讲规则,无视公平,欺下媚上。

鲁迅先生对中华民族的文化心理状态有过入木三分的刻画。在小说《阿Q正传》中,阿Q是典型的主奴人格,既有控制型父母的傲慢与偏见,也有顺从型儿童的自卑与乖顺。在鲁迅看来,中华民族以父母状态为主导的文化有很多教人苟活下去的"古训"。在《阿Q正传》里,未庄就是一个典型的控制型父母文化生态,这里充满了习惯与惰性、愚昧与无聊、闲人与看客。

如今,中国社会正在走向新时代,民族文化心理结构也在发生变化。但是,由于民族心理的三种自我状态不和谐,自由型儿童状态没有得到应有的重视,成人自我状态的理性也没有获得其应有的地位,所以步履依然很沉重。可以看到,倾向于控制型父母状态和顺从型儿童状态的科举文化仍然根深蒂固,人们很难自由奔放地表达自我内心真实的想法。

在2016年里约奥运会上,某中国游泳运动员突然在网络爆红。网民一致称赞其自由、本真、可爱,因为她打破了中国人在公众场合一本正经的心理定式,很真实地把自由型儿童自我状态外露出来。接受记者采访时,她没有按照运动员回答问题的套路出牌,比如"充满信心"和"为国争光"之类,而是完全享受比赛的状态:"我很满意!"于是,网民评论说,她代表了中国人对于释放自我状态的一种期待,期待轻松自在地活出自己,不再伪装,不再沉重。

第七章

自我状态的搏斗、污染和排除

1. 自我状态的搏斗

父母、成人、儿童三种自我状态不是恒定的平衡态,而是不断调整和再平衡。在某个时间段,三种状态以这种方式呈现;而在某个场景中,三种状态又以另一方式呈现。三种状态的调整和再平衡往往以成人自我状态为主导,成人自我通常根据时间和场景来决定:到底是需要父母自我的能量强,还是需要儿童自我的能量强。

三种状态在调整过程中是否和谐,取决于成人自我状态是否清醒。在一些刺激性很强的场合,比如男女热恋、仇人相见、群众运动等,三种自我状态的搏斗变得激烈,此时我们的人格容易发生扭曲,儿时所形成的脚本就会暴露。

下面借助罗曼·罗兰的获奖小说《约翰·克利斯朵夫》

中的一段描写,来分析和判断自我状态的搏斗。[①]

　　他愣了一愣,轻轻地把门关上了,接着又推开,又关上了。刚才不是上了锁的吗?是的,明明是上了锁的。那么是谁开的呢?……他心跳得快窒息了,靠在床上,坐下来喘了喘气。情欲把他困住了,浑身哆嗦,一动也不能动。盼望了几个月的,从来没有领略过的欢乐,如今摆在眼前,什么阻碍都没有了,可是他反而怕起来。这个性情暴烈的,被爱情控制的少年,对着一朝实现的欲望突然感到惊怖、厌恶。他觉得那些欲望可耻,为他想要去做的行为害臊。他爱得太厉害了,甚至不敢享受他的所爱,倒反害怕了,竟想不顾一切地躲避快乐。爱情,爱情,难道只有把所爱的人糟蹋了才能得到爱情吗?……他又回到门口,爱情与恐惧使他浑身发抖,手握着门钮,打不定主意。

　　而在门的那一边,光着脚踏在地砖上,冷得直打哆嗦,萨皮纳也站在那里。

　　他们这样的迟疑着……有多久呢?几分钟吗?几个钟点吗?……他们不知道他们都站在那儿,但心里明明知道。他们彼此伸着手臂,——他给那么强烈的爱情压着,竟没有勇气进去,——她叫着他,等着他,可又怕他真的进去……而当他决意进去的时候,她刚下了决心把门闩上了。

　　于是他认为自己是个疯子。他使劲推着门,嘴巴贴在锁孔上哀求:

---

① 【法】罗曼·罗兰. 约翰·克利斯朵夫[M]. 傅雷,译. 合肥:安徽文艺出版社,1998:342-343.

"开开罢!"

他轻轻地叫着萨皮纳;她连他喘气的声音都听到。她站在他门旁,一动不动,浑身冰冷,牙齿咯咯地响着,既没有气力开门,也没有气力退回到床上……

狂风继续抽打着树木,把屋里的门吹得砰砰訇訇……他们各自回到床上,拖着疲累的身子,心里充满着苦闷。雄鸡嘶嘎的声音唱起来了。满布水雾的窗上透出一些东方初动时的微光。黯淡的,惨白的,给不断的雨水淹没的黎明……

这段文字描写的是年轻的约翰·克利斯朵夫和单身的女邻居萨皮纳一起外出,晚上住在相邻房间时所发生的爱情纠葛。之所以说它是文学上的经典描写,是因为它非常细腻地刻画了深陷爱情的青年男女的自我状态。

在这里,我们只要观察约翰·克利斯朵夫的行为,就可以判断出他的父母自我状态、儿童自我状态和成人自我状态的剧烈搏斗。事情刚刚发生的时候,天生情感浓烈的克利斯朵夫还能用成人状态克制自己:"他愣了一愣,轻轻地把门关上了,接着又推开,又关上了。刚才不是上了锁的吗?是的,明明是上了锁的。那么是谁开的呢?"

然而,爱情的狂风暴雨马上开始肆虐,欲望的本能即将冲破理智的牢笼!刹那间,克利斯朵夫的父母自我状态像暴烈的日光一样凭空而降:"他觉得那些欲望可耻,为他想要去做的行为害臊。"儿时的克利斯朵夫受到父亲和祖父的严厉控制,虽然常常反抗,却终告失败。

可怜的克利斯朵夫现在又要反抗了！他一定要反抗曾经让他窒息的那些可恶的羞耻的控制！他回到了儿童自我状态："他使劲推着门，嘴巴贴在锁孔上哀求：'开开罢！'他轻轻地叫着萨皮纳。"

这个时候，萨皮纳的自我状态却由成人主导了，她站在房门口，内心深处的儿童自我状态和父母自我状态激烈斗争，然后又在成人自我状态那里做种种调和，于是她只能"站在他门旁，一动不动，浑身冰冷，牙齿咯咯地响着，既没有气力开门，也没有气力退回到床上……"

2. 自我状态的污染

我们常常惊异于一些哲学家的名言，甚至将其作为与人辩论时无可置疑的理论依据，比如："人对人是狼"（霍布斯）；"他人即地狱"（萨特）；"你要到女人那里？别忘了带上你的鞭子"（尼采）。哲学家说出这些话的时候有他们独特的境遇，或者有他们进行逻辑论证的种种理由。

对于一般老百姓（特别是哲学家的粉丝）来说，这些高高在上的哲学家就是思想权威，就是"父母"，而自己肯定是他们的"小孩"。于是，思想权威的话语自然而然地内化为粉丝们的父母自我状态。但是，成人自我状态强大的人却明白"父母状态"的利弊，知道在什么情况下有限度地使用这些名言，绝不会把这些名言作为指导自己行为的信仰。而那些头脑不清晰的人，他们混淆了自我状态，把这些极端言论当作客观事实，对其普遍指导意义深信不疑。

用 TA 理论分析,这些把名言和现实混为一谈的人是不正常的,他们把父母自我状态和成人自我状态混淆了。进一步说,他们的父母自我状态"污染"了成人自我状态。

正常情况下,一个人的父母自我状态、成人自我状态和儿童自我状态是协调的。就像弹奏钢琴,什么时候弹哪个键是根据最美的音乐确定的,而不是随心所欲。比如,当我处于成人自我状态的时候,既会考虑儿童自我状态想要什么,也会考虑父母自我状态的一些价值观,这样做出的决定满足了三种状态的需要,是理想的。但是,当三种自我状态不是独立工作,而是交叉重叠和相互干涉的时候,污染就出现了。现实生活中,自我状态常常混淆使用和交叉感染,并因此产生认知偏见和猜忌现象。

如果父母自我状态强迫成人自我状态按照它的价值观去行事,而忽略了儿童自我状态的需求,那么成人自我状态就会想方设法合理化父母自我状态,认为那是应该的。这是父母状态对成人状态的污染,偏见就是在这个过程中形成的。比如,我的父母自我状态认为"知识越多越反动",那么我的成人自我状态就会有意无意地寻找证据证明它的准确性,看见知识分子就觉得特别讨厌。

如果儿童自我状态强迫成人自我状态按照它想要的行为方式来行事,却因此忽略了父母自我状态,那么这是儿童状态对成人状态的污染。此时,父母自我状态就要跳出来让儿童自我状态有愧疚感。比如,我是在贫穷、粗暴的家庭环境中长大,那么我的儿童自我可能就会强迫成人自我说:"世界很可怕,活着很痛苦!"显然这是一种错觉。儿童状态污染成人状态后也会出现幻觉。

我总是有"选择恐惧症",每次做选择的时候,我内心不断挣扎,无法基于客观事实做出一个决定。这说明,我的成人自我状态同时遭到儿童自我和父母自我的强烈攻击,这叫双重污染。

成人自我状态污染严重者可能患上忧郁症。这类患者的心理和行为发生了严重扭曲,他们非常自卑又特别自傲,不仅非常孤僻,而且特别敏感,他们有错觉、幻觉和偏见。有个患者的表现是这样的:你往地上吐唾沫的时候,他刚刚经过你身边,他就认为你故意吐他,于是站在你面前,狠狠地瞪你一眼,然后对着你的脚"呸呸呸"三声。这样的人无法分清他的自我状态,具备了上述污染现象的种种特征。

3. 自我状态的排除

与"污染"相对应的是"排除"。

当父母自我状态污染了成人自我状态时,儿童自我状态往往就被排斥了。同样,当儿童自我状态污染了成人自我状态时,有可能把父母自我状态排除掉。心理健康的人是三种自我状态完整存在又彼此独立的人,"排除"破坏完整性,"污染"破坏独立性,都是心理不健康的表现。

排除了父母自我状态的人,往往不守规矩、违法乱纪。有的孩子出生后就成了孤儿,他们很可能把父母自我状态排除掉,为所欲为地满足自己的需求。

排除了儿童自我状态的人,往往缺乏感情、老成世故。他们往往会成为刻板的工作狂,与人交往时很少有幽默感。对于家庭穷苦或者遭遇过不幸的孩子来说,他们往往容易排除掉儿童自我状态,即所谓的"穷人的孩子早当家",或者"苦难使人成熟"。

排除了成人自我状态的人,往往不顾事实、行为怪异。

第八章　世界上最遥远的距离

1. 远与近

泰戈尔有一首诗写道：

> 世界上最遥远的距离
> 不是生与死的距离
> 而是我站在你面前
> 你不知道我爱你

生与死的距离并不遥远，遥远的是"我站在你面前，你不知道我爱你"，这是心灵的孤独，这是沟通的障碍。他和她，彼此相爱，却相互折磨。在爱情里，有多少有意无意地"沟通折磨"啊！

借用泰戈尔的诗，我们可以说：世界上最遥远的距离，不是生与死的距离，而是沟通的距离。

没有沟通或者沟通不好，近距离可能会变成远距离；而沟通和谐——心有灵犀一点通，那么远距离可能会变成近距离。

顾城有一首关于距离的诗：

> 你
> 一会儿看我
> 一会儿看云
> 我觉得
> 你看我时很远
> 你看云时很近

诗中写道,人与自然可以沟通,而人与人却无法沟通。为什么？因为人与人缺乏信任,人与人相互斗争,人与人不敢坦诚交流,人与人不敢彼此靠近！

从某种意义上说,心灵痛苦都是沟通障碍造成的。沟通出现了问题,对话就无法进行,心灵就产生隔阂。

2. 沟通是社会交流的基本单位

伯恩说："社会性的交往单元称为沟通,如果两个或两个以上的人相互碰面……迟早其中的一个会开口说话,或给出其他的暗示承认对方的存在,这个过程称为沟通刺激。然后,另一个人会开口回应,或以某种方式做一些与该刺激有关的事情,这就是沟通反应。"[①] 当两个人的自我状态交换信

---

① 【美】哈里斯(Harris T. A.). 沟通分析的理论与实务[M]. 林丹华, 等译. 北京：中国轻工业出版社,2013:12.

息时,沟通就产生了。

交换信息时,因为不同自我状态的呈现方式不同,会相应地出现沟通问题。当不适当的沟通产生时,心理问题就出现了。

根据人的自我状态在沟通中所处的位置和所发挥的作用,沟通分为三种模式:互补沟通(Complementary)、交错沟通(Crossed)和隐藏沟通(Ulterior)。

互补沟通也称为平行沟通,是顺畅的可持续的沟通。

交错沟通也称为非互补沟通,这种沟通大部分都是阻断的和不可持续的。

隐藏沟通也称为暧昧沟通,还可以再分为角型沟通(Angular)和双重沟通(Duplex)两种亚类型。隐藏沟通的结果是由心里隐藏的那个内容决定,而不是由口头表达的那个内容决定。

伯恩用图形表达一个人的某部分自我状态和另一个人的某部分自我状态的沟通模式。下图按照人的三种自我状态的不同交互作用,标明了不同模式的沟通。

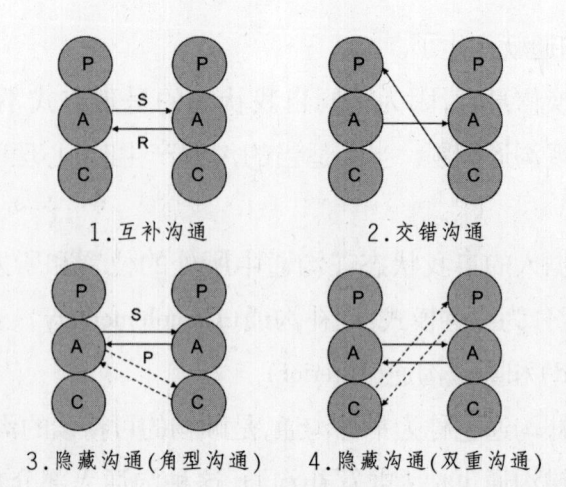

沟通模式图

3. 沟通的三条定律

定律一：当人与人的沟通处于"互补沟通"模式的时候，沟通可以一直进行下去。伯恩说："只要交互作用是互补的，无论两个人是批评性的闲聊（父母自我—父母自我），一起解决问题（成人自我—成人自我），还是一起玩耍（儿童自我—儿童自我，或者父母自我—儿童自我），都不会违背这个规则。"①

定律二：当沟通呈现"交错沟通"模式时，沟通会被打断，这时一方或者双方需要改变自我状态，才能继续沟通。伯恩说，交错沟通是这个世界上大部分社交困境的根源。

---

① 【美】艾瑞克·伯恩. 人间游戏：人际关系心理学[M]. 刘玎，译. 北京：中国轻工业出版社，2014：26.

定律三：当沟通呈现"隐藏沟通"模式时，行为的结果由隐藏的心理层面决定。隐藏沟通是心理游戏产生的基础。

4. 可持续进行的互补沟通

> 你问：几点了？
> 我答：12点了。
> 你说：该吃饭了吧！
> 我回应：是啊！一起去吧。

你和我的这段对话属于互补沟通。你使用成人自我，我也使用成人自我，当我们的自我状态一致时，沟通就是可持续的。

伯恩认为，互补沟通遵循了正常的人际关系法则。

> 你问：几点了？
> 我答：是该吃饭了！

此时，你和我的自我状态没有处在平行线上，我没有按照你的预期回应你的问题。这不是互补沟通，我们的沟通出现了障碍。

互补沟通可以发生在任意两个同等的自我状态之间，比如两个父母状态之间、两个成人状态之间、两个儿童状态之间。此外，也可以是父母对儿童，或者儿童对父母，只要你所表达的自我状态跟对方回应的自我状态是一致的（反应符合刺激的要求），沟通就可以进行下去。

两个热恋的人去郊游，走了很长的路之后，女孩撒娇对男孩说："我累死了，你帮我揉揉腿嘛！"女孩的沟通信号是从自由型儿童状态发出的，如果男孩做出这样的反应："当然好啦！"这是养育型父母自我状态的反应，这个反应符合刺激的要求，实现了刺激反应的一致性。我们把这种沟通称作互补沟通。

如果男孩以父母状态对女孩说："你需要休息！"女孩以儿童自我状态回应："是啊，我确实需要休息！"这也是互补沟通。回应时的自我状态跟刺激所期待的自我状态一致时，我们就说它是互补沟通。

5. 糟糕的交错沟通

你问：几点了？

我答：我不想吃饭！

你用成人状态问我，而我用儿童状态回应，你的刺激没有得到预期的反应。你和我的沟通是错位的，无法顺利进行下去了！

除非我们有一方改变自我状态，跟对方处于同一状态。比如我回答"不想吃饭"后，如果觉察到我的自我状态出现问题，可能马上会用成人状态向你解释："对不起，我误会了，刚才有点烦躁。"你理解了我的解释后，沟通又可以持续进行了。

交错沟通引发谈话方向的改变,产生切线或者阻断沟通现象。但在专业咨询设置里,咨询师有时也会采用交错沟通,帮助来访者觉察令自身产生困扰的沟通模式。伯恩认为,交错沟通是造成心理问题的重要原因,也是心理咨询最重要的目标。

6. 话里有话的隐藏沟通

隐藏沟通的特点是:每次沟通都包括两个以上的自我状态;每次沟通都传达两个层面的信息,一个是公开信息,另一个则是隐藏信息。

公开信息通常是成人状态对成人状态的内容;隐藏信息多半是父母状态对儿童状态,或者儿童状态对父母状态的内容。

公开信息属于"表面文章",隐藏信息属于"实质内容"。

隐藏信息经常借由手势、表情或语调等形式表达,让人感觉"话里有话"。但是隐藏信息并非表示不诚实,幽默感强的人通常都是善于运用隐藏信息的人。

但是,隐藏沟通往往会造成两个人玩心理游戏。

隐藏沟通有两种类型:一个是角型沟通,一个是双重沟通。

"角型沟通"是沟通双方分别有两种自我状态,它们交互作用,形成了三角关系。或者说,沟通双方的公开信息和隐藏信息在刺激与回应方面形成了一个角度。

商业广告中经常用到角型沟通。比如洗发水广告中,公开信息是一个很性感的女人在拨弄自己的头发,隐藏信息是"你想成为这样性感的女人吗?那么用我的洗发水吧!"广告是以成人状态发出(公开与隐藏)信息的。你在公开层面的回应是:"好吧,我试一下这个洗发水!"但是你在心理层面的隐藏信息是:"我想和她一样性感!"你的公开信息处于成人状态,但你的隐藏信息处于儿童状态,这两种状态全部指向了广告的成人状态。

"双重沟通"中既有成人自我与成人自我的沟通,又有父母自我和儿童自我的沟通,形成了双重关系。

举个双重沟通的例子。在公司办公室,12点钟了,老板还没有宣布下班。你嘴上问(成人状态):"老板,现在几点了?"心里隐藏信息却说(儿童状态):"还不让我们吃饭啊!"老板知道你的隐藏信息,嘴上回应说(成人状态):"刚刚12点嘛!"但是,心里隐藏信息是(父母状态):"哼!不投入工作,老是想着下班!"公开信息中,成人状态和成人状态沟通;隐藏信息中,父母状态和儿童状态沟通。老板和员工在双重沟通中完成了一个心理游戏。

再举个双重沟通的例子。在学校教室里,老师正在以父母状态给学生讲人生理想的大道理。一个学生突然站起来,他决定不做顺从型儿童了,他要和老师平等交流,于是说:"老师,我的理想是做乞丐!"这是他用成人状态表达的公开信息,但是他的内心有个隐藏信息:"闭嘴吧,老师!你别讲那些大道理了!"老师知道学生故意挑衅,所以很生气,很想发火,但是转念想想,又觉得不能发火,否则显得太没有水平。于是,老师以成人状态回应道:"×××同学树立了宏伟理想,很好啊!根据他平时的表现,我认为他一定能实现理想!"老师的回应引起大家对挑衅学生的嘲笑,笑声应和了老师内心的隐藏信息:"哼,想跟我玩,你还嫩了点!"

角型沟通和双重沟通之间的区别是:角型沟通涉及三个自我状态,而双重沟通涉及四个自我状态。角型沟通的公开和隐藏信息都由同一个自我状态发出,而回应方分别使用两个自我状态去回应。双重沟通的公开和隐藏信息由两个自我状态发出,而回应方也使用两个自我状态去回应。

第九章

我们都需要安抚

1. 你从远方来,我到远方去

人因意义而活着,意义在沟通中产生,意义也因安抚而美丽。

你从远方来,我到远方去,你与我相遇……是否认可?

我需要认可,你渴望关注!也许,一个眼神、一个姿态、一个微笑、一句"你好"……就够了。

> 你从远方来,我到远方去
>
> 遥远的路程经过这里
>
> 天空一无所有
>
> 为何给我安慰①

人生茫茫路漫漫,我和你曾经相遇,又曾经错过!我多么渴望手牵手、心相依,我多么渴望精神依偎和安抚,渴望彼

---

① 西川.海子诗全集[M].北京:作家出版社,2009:548.

此对望的那一刻……

生活的意义从来都不缺少。但是,能够选择和决定的只有我自己。

天空一无所有,为何给我安慰?因为我是天空的孩子。

2. 请给我安抚,我还活着

天空一无所有——

往前走,靠自己的双脚!去工作,靠自己的双手!

我还存在吗?我还好吗?我已经伤痕累累,请给我安抚!

请给我安抚,我还活着!小时候,因为父母把更多的安抚给了弟弟,这让我感到我不被爱、不重要,我没有存在的意义!小时候,因为我身体残疾,被同学耻笑欺辱,如果不是父母的关爱和老师的安抚,我相信我不会像现在这样健康地活着……

请给我安抚,我还活着!安抚是存在的证明,是幸福的源泉!

一场持续高烧,夺去了海伦·凯勒的听力和视力,也夺去了她的语言表达能力!在无法摆脱的黑夜里,海伦·凯勒的天空一无所有!她想:"我还存在吗?我还好吗?"不久,家里多了一个妹妹,海伦·凯勒感到妹妹夺走了她的爱!她推翻妹妹的摇篮,如果不是妈妈及时赶来,也许她的妹妹就会摔死。她的脾气越来越暴躁!此时,莎莉文老师来了,坐着马车来了。海伦·凯勒披头散发,她做好了和老师战斗的准备……然而,莎莉文老师给了海伦·凯勒最大的积极正面安抚,她获得了幸福,成了传奇,证明了存在的意义!

　　海伦·凯勒说:"(假如给我三天光明)第一天,我要看人,他们的善良、温厚与友谊使我的生活值得一过。首先,我希望长久地凝视我亲爱的老师,安妮·莎莉文·梅西太太的面庞,当我还是个孩子的时候,她就来到了我面前,为我打开了外面的世界。我将不仅要看到她面庞的轮廓,以便我能够将它珍藏在我的记忆中,而且还要研究她的容貌,发现她出自同情心的温柔和耐心的生动迹象,她正是以此来完成教育我的艰巨任务的。我希望从她的眼睛里看到能使她在困难面前站得稳的坚强性格,并且看到她那经常向我流露的、对于全人类的同情。"

　　海伦·凯勒的事迹说明,安抚对于身心健康非常重要。毫不夸张地说,我们如果无法获得足够多安抚,甚至都无法存活下来。

3. 正面安抚与负面安抚

　　安抚是人的基本心理需要,大部分安抚都是在无意识中发生的。

　　安抚可以来自肢体,也可以来自语言;安抚有正面的安抚,也有负面的安抚;安抚可能是有条件的,也可能是无条件的。

　　正面的积极的安抚是很好的,每个人都渴望获得这种安抚。负面的消极的安抚是非常糟糕的,会让人觉得没有价值感,尤其是对于儿童来说,负面安抚甚至会让他觉得在这个世界上没有存在感。

如果我获得了无条件的正面安抚,这是最大的幸福,也是最健康的状态,因为我感到自己有无条件存在的价值,而不是因为要通过付出什么来交换存在价值。动物可以给人提供无条件安抚,这正是很多人喜欢养宠物的原因。

心理咨询师在进行团体或个人咨询的时候,要看一下整个团体或者个人是什么样的安抚模式。如果是负面安抚的话,就要想办法把它变成正面安抚,这样可以改变整个团体或个人的动能。

伯恩发现,当我们看到自己做出的某种行为可以获得安抚的时候,我们就会不断重复这种行为,无论它是正面安抚还是负面安抚,都会不自觉地重复和加强它。心理咨询师给予来访者最多安抚的地方,就是让来访者觉得需要加强的地方。如果一个咨询师只在来访者感觉糟糕的时候安抚他,那么来访者就会加强糟糕的感觉。如果咨询师安抚最多的是来访者的好状态,比如来访者生命得到转化的状态,那么来访者的这部分就会得到加强。

4. 注意,我只想要安抚

很多时候,你突然有令人惊讶的举动,突然说莫名其妙的话语。事后,你自己也感到惊讶,自己也觉得懊悔。其实之所以如此,你别无他意,只想要安抚!

我们都需要安抚。我们既喜欢别人口头层面的认可,又需要别人的点头、微笑、鼓掌等肢体层面的安抚。否则,我们就会通过奇异的方式引起别人注意。为什么夫妻之间的漠视或冷战是最可怕的？因为家庭失去了安抚的功能。为什么团体中死气沉沉的氛围是最可怕的？因为没有安抚的团体没有动力，团体成员的行为依靠安抚的心理需求来驱动。

如果孩子没有得到足够多的安抚，他们可能会选择其他方法来吸引安抚，甚至吸引一些负面安抚。他们觉得负面安抚比没有安抚更安全，而且负面安抚比正面安抚更容易得到，比如得到父母的批评比得到表扬更容易。

如果孩子在家里连负面安抚都得不到，他们就可能寻找其他方式代替。比如，遭受冷漠的孩子通常很喜欢家里的宠物，如果没有宠物，他们可能会离家出走，在世界中寻找安慰。相同境遇的孩子聚集在一起，通常组成非正式小团体来相互安抚。

婴儿也有安抚的需求。婴儿通过接受肢体安抚来感知世界和发展神经系统。当婴儿长到可以蹒跚学步的时候，就开始需要更多的安抚：语言、眼神、表情等。父母应该给孩子更多的积极正面安抚，让他们体验存在的价值。但是，适当的负面安抚也是必要的。负面安抚可以让孩子体验"界限感"，比如尊重别人和遵守规则，等等。

5. 安排时间，期待安抚

时间在人的心里好像一个可长可短的弹簧，有时我们感到时间过得很快，有时我们又感到时间过得很慢。有个谚语说："年怕中秋月怕半，一周最怕星期三。"时间的长短与我们对于安抚的期待有关。

安抚的期待会左右我们对于自己时间的安排。正面安抚常常让我们觉得时间过得很快,负面安抚常常让我们觉得时间过得很慢。我们也有这样的经历:在一个极其无聊和令人厌恶的环境中,简直是度日如年。

我们经常讨论这样的话题——

"怎样度过时间才能让生活更有意义?"

"马上要退休了,我真不知道怎么安排我的时间!"

"任务完成了,接下来我要做什么?"

每个人的成长历程和情绪体验不一样,对时间的感受也不一样。在 TA 理论中,这是我们对"时间结构化"的不同方式。

时间结构,是人与人沟通过程中度过时间的方式。时间对每个人都是公平的,但是不同的人对待时间的态度不同。在与人交往的一个时间段,有人感觉害怕,有人感觉无聊,有人感觉浪费时间,有人感觉惬意,有人感觉很有价值。

伯恩认为,人类有将时间结构化的渴望,这种渴望与安抚需求密切相关。

我渴望安排好时间,以便让更多时间带给我更多安抚。

面对一段没有明确安排的时间,大多数人都会感到无所适从,随着这段时间的推移,无聊和焦虑的情绪就会蔓延。当我们在候诊室候诊、在飞机场等飞机的时候,常常会有一种"安排时间"的冲动,比如看书、购物、打电话、玩游戏等。

6.时间结构化的六种方式

人们怎样将时间结构化,以满足安抚的需求呢?伯恩通过观察人们之间的沟通模式,把时间结构化分成六种:退缩、仪式、消遣、活动、游戏、亲密。

第一种方式:退缩

"退缩"是自我安抚的一种方式。这种时间安排方式最常见于同学聚会。有人可能因为种种原因而不愿意与同学过多沟通,但又不得不参加聚会,于是在活动中表现出退缩。他们不与别人互动,以避免遭受被拒绝的危险。

一个人在时间结构安排中之所以选择退缩,除了怕遭到拒绝,也可能是他要思考自己的事情,或者要去读书,或者要看手机,总之沉浸在自己的世界里。退缩的时候,唯一的安全就是自我安抚。

退缩者可以通过正面想象,给自己正面的安抚;也可以通过负面想象,给自己负面安抚。因为退缩者跟别人几乎没有互动,所以心理冒险的等级是非常低的,他们不会遭到别人拒绝。

第二种方式:仪式

"仪式"是指有一套形式比较固定的时间结构化方式。

比如,开会就有一个固定的程式,宗教也有一些固定的流程和方法,见面打招呼也是一种仪式。中国人相见的仪式:"吃了吗?"外国人相见的仪式:"天气不错!"

因为仪式比较固定,大家非常了解,所以安抚的强度适中。谁也不会因为熟人见面打招呼而使情绪大起大落。但是,也有这样的情况:我向对方打招呼,对方没有回应(安抚),我就会感觉沮丧。这就是说,仪式化时间也有冒险性,有可能得不到安抚。但是,这种冒险的可能性仍然不大。

仪式通常是一种社交性的时间结构化方式,一群人可以共同度过时间,但彼此并不是很亲密。

第三种方式:消遣

"消遣"是消磨时间的一种方式。在消遣的时间里,我可以更多地感受对方,看看对方能否深入交往,如果不能就尽量避免继续接触。

因此,消遣构成了人们彼此相识的基础,最终可能促成友谊。大家在初次见面的时候,通常是"寒暄",用表面的话交流。在一些特定的社交情景下,比如"相亲活动",人们花费时间消遣后,关系没有进一步发展,消遣也许会陷入停滞的尴尬境地。

第四种方式:活动

人们大部分的时间都被"活动"占据了,因为"活动"就是行动、工作和达成目标。

上班、上学都是活动。由于活动目标明确,所以人们彼此沟通主要是运用成人自我状态,不需要消遣和闲谈,当然也无须对他人进行亲密的投入。

活动可以给人很强的正面安抚,也可以给人很强的负面安抚,这取决于活动的结果以及别人对活动的态度。活动期间,也是最容易暴露自己优势和弱势的时间,因此安抚的强度和心理冒险等级很高。有些工作狂只有在工作中才能获得安抚,就很可能工作到很晚而不回家。

第五种方式:游戏

心理游戏也是时间结构化的方法。

缺乏安抚的人通常用心理游戏的方式来使用时间。虽然游戏的结局令人痛苦,但多少能给玩游戏的人带来一些安抚。

在学校里,如果教师不能很好地组织学生,使他们度过愉快的学习时间,学生就可能创造戏剧性的场面以获得安抚。比如在课堂上,学生可能会一起玩心理游戏:说绰号、打暗语、传纸条,也可能发动与教师的心理游戏,并与教师展开一场争辩。

第六种方式:亲密

"亲密"根据"我好—你好"的心理地位建立沟通关系,在亲密的时间里,人们表达真实的情感和个人需要,无须压抑任何东西。

一般来说,亲密是儿童自我对儿童自我展开的开放式沟通,当然也存在父母自我对儿童自我的关怀式沟通。比如,在夫妻关系中,两个人总是以成人自我状态进行沟通,关系就无法亲密。

由于亲密是一种非常敞开的时间结构化方式,完全呈现自己的心理需求,所以亲密的安抚强度和冒险等级是最高的。比如夫妻之间、好朋友之间,彼此亲密关系破坏后,伤害是最大的。

7. 学会让时间结构化

时间结构化是人类的一种本能需要,因为我们要获得生存的价值感。常言道"无事生非",不能让时间结构化的人成为不健康的人。伯恩借用哲学家克尔凯郭尔的话说,恶始于时间的未结构化!他说:"如果这种未结构化再持续一段时间,无论多久,无聊都会成为情感饥饿的同义词,并且带来相同的结果。"①

TA可以让我们学会根据不同情境选择不同的时间结构化方式。比如,当我进入新环境时,首先可能会退缩,因为不知道会发生什么;接着,我可能会进入一个打招呼的仪式;当我们彼此觉得不错时,就进入消遣时间,开始闲聊;在闲聊中可能发现对方很不错,于是进入深层次的活动,大家一起做些事情;也许我可以跳过心理游戏阶段,通过活动与对方建立比较亲密的关系。但是一般来说,人们在商业环境中很难进入亲密关系,大家可能互相开玩笑,但都知道分寸。

---

① 【美】艾瑞克·伯恩. 人间游戏:人际关系心理学[M]. 刘玎,译. 北京:中国轻工业出版社,2014:11.

第十章 我和你

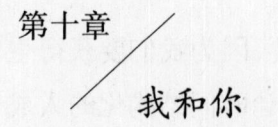

1. "我"栖身于"你"

>由此,人之"我"也是双重性的。
>
>因为原初词"我—你"中之"我"与原初词"我—它"中之"我"迥然不同。①

上面这段话是哲学家马丁·布伯在其代表作《我与你》中的开篇语。布伯是现代德国最著名的宗教哲学家,西方最伟大的思想家之一。布伯认为:

"我"筑居于"它"之世界,为了生存才把自己与周围分开。

"我"也栖身于"你"之世界,当我与"你"相遇时,"你"便是世界;当周围的世界以"你"的面目呈现于"我"时,"你"便是世界。

---

① 【德】马丁·布伯. 我与你[M]. 陈维刚,译. 北京:三联书店,2002:1.

"我—你"关系就其本性而言,很难获得完满的相互性。但是,设身处地的体验可以"既亲若兄弟,又落落寡合"。

"我"的二重性体现在"我与它"(现实)、"我与你"(超越)的徘徊当中,这种徘徊造就了生命的意义。

"我"栖身于"你","你"也栖身于"我"。

"我"好,"你"也好!

2."好"还是"不好"

"我"筑居于"它"之世界,"我"也栖身于"你"之世界,无法选择。

"我"与世界是怎样的关系?"好"还是"不好"?"我好"还是"你好"?可以决定,而且童年时期就决定了!

伯恩把"我"在童年时期就确立的有关自己、他人和世界的关系的基本信念称为"心理地位"。

伯恩的学生史坦纳(Steiner)于1974年提出了心理地位的需求理论。史坦纳认为,"我"生来是好的,但在出生后"我"观察世界,接收"你"对"我"需求的态度。这种观察和接收综合成为"我—你"关系的某种信念或决定。这就是心理地位的形成,此后"我"让自己按照这种心理地位去生活,因为这样才是安全的、可预测的。

一个人围绕"我—你"关系,将确立四种心理地位:我好—你好;我好—你不好;我不好—你好;我不好—你不好。

最早的"我—你"关系是怎样的呢?"我"好还是不好?

美国心理学家哈里斯(Harris T. A.)认为,最早的"我—

你"关系是"我不好—你好"。虽然"我"生来是好的,但在出生后"我"的需求总是难以满足,总感到自己软弱无力,于是最早产生了这个暂时性决定。但是第二年年末,这个决定就会改变:要么更稳固,要么转变为"我好—你不好"或"我不好—你不好"。此时的信念一旦确立,"我"就会始终坚持,将之伴随一生,除非后来有意识地改变成"我好—你好"。

3. 心理地位象限图

为了更好地说明四种心理地位,一位叫富兰克林·恩斯特(Franklin Ernst)的心理学家制作了心理地位象限图:

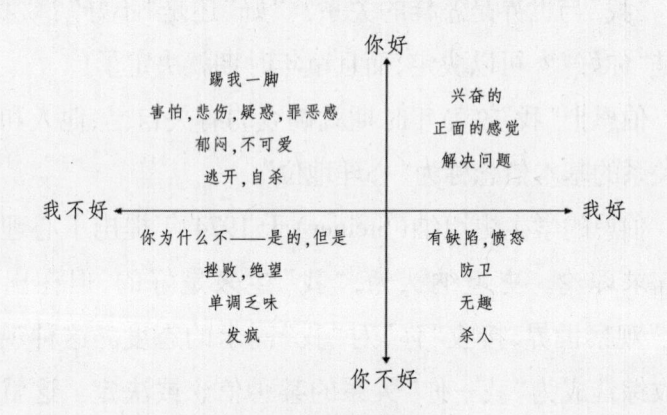

```
                    你好
                     │
         踢我一脚     │     兴奋的
   害怕,悲伤,疑惑,罪恶感 │   正面的感觉
       郁闷,不可爱    │    解决问题
        逃开,自杀     │
  我不好 ─────────────┼───────────── 我好
       你为什么不——是的,但是 │  有缺陷,愤怒
         挫败,绝望   │     防卫
         单调乏味    │     无趣
          发疯       │     杀人
                     │
                    你不好
```

心理地位象限图

恩斯特指出,有什么样的心理地位,就会有什么样的交往行为。在不同的情境里面会有不同的心理地位,心理地位随着生活情境的转换而转换。比如"我"找老板谈升职加薪的事情,"我"的心理地位可能是"我不好—你好"。但是,

"我"回家后和妻子讲话,心理地位可能转换为"我好—你不好"。

第一象限"我好—你好",是最健康的生命状态。

第二象限"我不好—你好",觉得自己不好,总想要逃离对方。

第三象限"我不好—你不好",是最糟糕的生命状态。

第四象限"我好—你不好",觉得对方不好,总想抵挡和摆脱对方。

第二象限和第四象限构成一对互相证实的辩证关系:这边是"踢我吧",那边是防卫;这边是逃避,那边是摆脱;这边是自杀,那边是杀人。这是以污染的方式互相证实的。

第一象限和第三象限构成了一对互相证实的辩证关系,这种关系在哲学上叫"否定之否定等于肯定":这边是继续进行,那边是没有结果;这边是健康,那边是绝望;这边是兴奋的,那边是挫败的;这边是解决问题,那边是崩溃发疯。这是以排除的方式互相证实的。

4. 我好—你好

这种心理地位的表征是:我是有价值和有尊严的,你也是有价值和有尊严的。

这种心理地位的典型行为是:充满兴奋感,能够有效解决实际问题。

如果小时候获得足够多正面安抚,我们会觉得自己是好的,别人也是好的;相反,如果得到的多是负面安抚,就会觉得自己是不好的。但是在生命早期,我们还无法形成这种最健康的心理地位,大多数人早期所形成的心理地位都是"我不好—你好"。只是说获得了足够多正面安抚的孩子,将来能更加顺利地形成"我好—你好"的心理地位。

5. 我不好—你好

"我不好—你好"是儿童早期普遍存在的一种心理地位,心理学家阿德勒称之为"自卑",认为超越自卑是人生动力。TA 理论认为,人们之所以热衷于玩心理游戏,正是因为要解决"我不好—你好"的心理地位。

这种心理地位的人很害怕跟别人在一起,他觉得对方会挑自己的毛病。通常的情绪反应是:害怕、悲伤、困惑、郁闷,觉得自己不可爱,同时也有罪恶感。他们常常玩"踢我吧"的游戏——惹怒对方,然后让对方来指责自己,以证明自己真是"不好的"。

在学校里成绩受挫的学生很容易引发和巩固这种心理地位,他们认为自己蠢笨,在时间安排上倾向于退缩,性格慢慢变得孤僻。学习成绩差的孩子往往也在别的方面表现较差,因为他们要进一步证明"我不好",所以他们很容易被贴上"双差生"的标签。有时候他们很不适应"我好"的状态,不知道怎样去应对,即便感到开心,也有挥之不去的焦虑感。

6. 我好—你不好

"我好—你不好"的人有很强的戒备心,不愿意跟别人亲近,认为别人不好,亲近让自己受伤害。其典型行为是:寻找对方缺陷,把问题放大,然后变得很生气。

拥有这种心理地位的人在生活中很难获得正面安抚,他们只相信自己,常常通过攻击别人来获得控制感。因此,这种心理地位被称为有犯罪倾向的心理地位。在教育过程中,如果一个教师有这样的心理地位,他就不会尊重学生,相反,如果学生有这种心理地位,他也不会尊重老师,于是师生冲突就很容易发生。

7. 我不好—你不好

史坦纳认为,"我不好—你不好"的人几乎不用成人自我思考问题,这是一种绝望的和糟糕的状态,一个人持续如此,最终级的情况就是死亡,因为他不知道去哪里,无所适从。

一个孩子从小就得不到安抚,往往会觉得我不好,父母也不好。他寻求帮助又拒绝帮助,让自己很挫败、很绝望,甚至觉得活着没有意义,并且敌视社会。因此,这类人往往自暴自弃,选择浑浑噩噩过日子,行为变得完全退缩孤僻,甚至精神恍惚。

第十一章

可怕的人生脚本

1. 人生脚本影响一生

心理地位也叫人生定位,有什么样的心理地位,就有什么样的人生脚本。

人生脚本撰写于儿童时期,那时候孩子没有足够的成人自我状态,无法根据现实情境做出选择,只会凭自己的感觉去做决定,这种决定影响一生。

人生脚本影响一生？可怕的人生脚本！

人生脚本可以改写吗？

如果我们意识到自己的心理地位,就有可能改写人生脚本。但是大部分时候,我们都不能清醒地意识到自己的心理地位。"不识庐山真面目,只缘身在此山中",我们面临的最大困境就是"无法认清自己",所以人生脚本很难改变,正所谓"江山易改,禀性难移"。

潜意识对自己一生的计划决定于童年,处在潜意识中,当时意识不到,以后也很难意识到……人生脚本一旦决定,不能改变,这难道不可怕吗?人生如戏,戏子该怎么表演,在儿时就已经决定了,就像古代皇帝刚登基就把坟墓建好了,这难道不可怕吗?未来清清楚楚,人生索然无味,这难道不可怕吗?

如果我们觉得不可怕,那可真是可怕,"可怕"是因为我们难得糊涂却假装糊涂——我们深陷于脚本的陷阱里却自以为知晓未来。如果我们觉得可怕,那可真是不可怕,"不可怕"是因为我们谦卑温柔——降卑自己是觉察的前提,觉察是改变的前提。

人生脚本是一而再再而三重复出现的。我们可以根据脚本重复出现的特点自我觉察,即总结自己长期以来不断重复出现的感觉是什么。比如赢家脚本的人认为自己能实现目标,他反复体验"要成功"的感觉;输家脚本的人认为自己无法实现目标,即使实现也不快乐,因为他需要的体验就是"不成功"。

我们的潜意识对于自己会说什么、怎么说和能否取得成功都很清楚,只是我们的意识层面不知道。因此,意识层面的觉察非常重要。心理成长和觉察自我是一回事。改变人生脚本需要挑战自己从小的信念,我们必须使用当下的成人自我状态,通过降卑自己而关注内心,进一步回到曾经的那个强烈刺激及其反应。

2. 迫不得已的生存信念

伯恩认为2—3岁的孩子就已经开始撰写自己的人生脚

本了。后来,伯恩的学生把这一年龄推后到6岁,正好是学龄前。可见,2—6岁这个年龄阶段非常重要,家庭环境和教育方式将影响孩子一生!

你问:我那时候不谙世事,我还不会写字,会写人生脚本可以吗?

答曰:无须懂得世事,也不需要会写字,你只要接收信息并装进"自我状态盒"里即可。

请看下面这些对话——

父母说:"你这么笨啊,简直跟猪一样!看你就是个打工仔的命。"

我说:"好吧,我很笨!"

父母说:"不要哭!谁家的男孩子还哭啊?"

我说:"好吧,我不哭!"

家里很穷,父母很悲伤,整天愁眉苦脸,看见谁高兴就骂谁。

我说:"好吧,我不能笑,我要悲伤,要愁眉苦脸!"

是的,为了生存,我们不得不接收父母的信息,否则就不会得到父母的爱,甚至有可能被父母抛弃。

脚本内容是父母提供的,可能来自父母的言语,也可能来自父母的表情、行为,等等。父母可能通过言传身教、强化暗示等方式(比如暗示孩子将来可以做什么或者只能做什么)传递信息。

孩子写脚本不是一字不漏地记录父母提供的内容,而是对内容做自我加工改造,这叫"做决定"。这种决定一定是有利于自己在这个家里生存下去的。比如,也许父母嘴上说"你这么笨啊",他们心里可能并没有认为孩子笨,只是很气愤而已,但是孩子确认了父母嘴上说的意思,于是他(她)的人生脚本写上了"笨"字。以后,他(她)的所有行为都反复证明"我很笨",并以此证明父母是对的。

3. 赢家脚本、输家脚本和平庸脚本

TA把人生脚本分为赢家脚本、输家脚本和平庸脚本(也叫非赢家脚本)三大类。这三个概念是伯恩从扑克牌游戏中借用的,他常常把扑克牌游戏比作人生的缩影。事实上,很多打扑克牌的人都喜欢用扑克牌做比喻。比如,形容逆袭的屌丝时说:"厉害!居然把一手烂牌打成了好牌!"

赢家脚本强的人通常是乐观主义者,他不会因为挫折而灰心丧气,总能找到让自己快乐的理由,或者总能找到理由说"我赢了"。比如,我的人生目标是做个好清洁工,那么我做了清洁工,我在工作中很快乐,我就是人生赢家。

输家脚本强的人通常是悲观主义者,稍有不顺心就怨天尤人,他们总能找到让自己悲伤的理由,或者总能找到理由说"我输了"。这种人会用各种方式让自己一直处于输家状态,比如设置不切实际的、无法完成的目标。那些事事追求最完美状态的人基本上是输家脚本,因为无法事事完美。

平庸脚本强的人通常喜欢做白日梦,他们也制定目标,但不关心目标是否达成,因为这对他们不重要。这种人不愿意冒风险,也不会大起大落。

大多数人的脚本是输家、赢家和平庸三种脚本的综合，比如有些人在情感认知和市场营销方面是赢家脚本，在人际关系方面是平庸脚本，在理性思维方面是输家脚本。

4. 人生脚本的六种"生活方式"

TA 理论认为，人生脚本有六种"生活方式"，或称为六种"存在形态"、六个"脚本时间"。它是伯恩在《语意与心理分析》一书中提出来的，分别是：总是(Always)，永不(Never)，之后(After)，直到(Until)，几乎(或"一再"，Almost or Over and Over)；没有结果(或"开放式结局"，Open Ended)。

处在这六种生活方式中的人都没有享受当下，他们往往离开现实，回到过去的信念当中。

"总是"脚本的生活方式和"总是"分不开。这种人的情绪基本上是抱怨的，比如"为什么总是我呀！""我怎么总是这么倒霉呀！"

"永不"脚本的生活方式也是消极的，这种人的认知是："我永远不可能得到我想要的"。这种人生脚本的人畏缩怯懦，在生活中不断证明自己儿时做出的"我无能"的决定。

"之后"脚本的人一般是悲观主义者，即便再好的事情，他们也能找到悲观的结局，然后用"但是"给予回应。比如，我获得了成功，却说："这一次成功了，但是下一次就会失败！"

"直到"脚本的人通常是完美主义者，也是吹毛求疵的绝对主义者。这类人永远都显得很忙，他们不追求过程，而重视结果想象。比如,"等我不忙了,就去医院看病!"

"几乎"脚本的人是生活中的遗憾者,他们的认知是"我几乎要成功了"。事实上,他们总没成功,因为他们想办法让自己不完全成功。

"没有结果"脚本的人,他们的认知是"过了这个村,就没有这个店了",所以失落感很强。很多官员退休之后就有这种情绪体验,他们觉得无所事事、空虚无聊。

5. 形成脚本的三种信息

0—6岁的时候,孩子的"小教授"和"魔术父母"部分已经有了关于自己怎么活的选择和决定。这个阶段,父母的示范、命令、禁止、驱力、许可和贴标签(比如"你真笨")等信息都会影响孩子的抉择。父母会以各种方式告诉孩子应该如何、不该如何和允许如何,孩子观察他们的行为、听他们说话、模仿他们的表情,最后形成人生脚本。

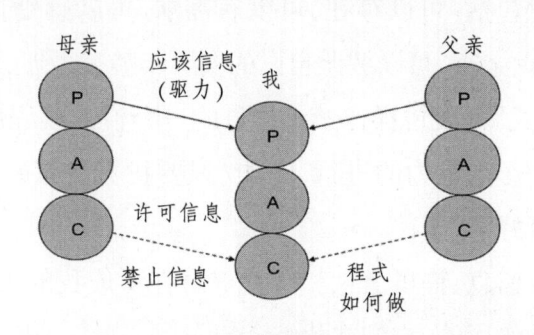

脚本矩阵图

史坦纳1974年绘制了形成脚本的矩阵图。母亲在左，父亲在右，我在中间——父母的三种自我状态通过应该信息、许可信息、禁止信息以及如何做的程式，对我的父母状态、成人状态和儿童状态的形成进行了全面辐射。

在普遍情况下，"应该信息"是父母的父母自我状态传递给我的应该怎么样的信息，我默许这个信息，将它装进我的父母自我状态盒子里，于是形成我的人生脚本中的应该脚本。应该信息促使我形成"驱力"：要坚强、要完美、要快、要讨好、要努力尝试。

在普遍情况下，"禁止信息"是父母的儿童自我状态以隐藏的方式传递给我的不许怎么样的信息，这是一系列具有很强约束力的禁令，我根据禁止信息做出自己的决定，装进我的儿童自我状态盒子里，形成我的禁止脚本。比如我考了好成绩向父母汇报，他们撇撇嘴，意思是你不要骄傲，我由此接收到不要成功的信息。

"许可信息"是父母传递给我的可以去做的正面信息。许可信息包括：可以存在、可以有需求、可以感受情绪、可以思考、可以亲密、可以按照自己的实际年龄来表现、可以成功。

"程式"是父母操作禁止信息的一套模式或程序，它从另一个方面影响驱力的进行，比如"只要我努力就好了""只要我坚强就好了"。

应该信息、许可信息和禁止信息在形成我的人生脚本时不是分开作用的，它们彼此综合起作用。

第十二章
要和不要

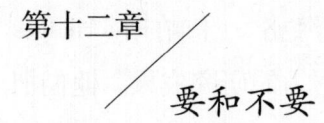

1. 我做了驱力的奴隶

在很多人眼里,我是成功的、有力量的,我也感觉自己不错,但不知为什么,我时时有一种焦虑感,传说中的那种幸福的感觉似乎离我比较远。

为什么?因为我在应该脚本的驱力中没有走出来。我做了驱力的奴隶!

有一天,我试图从驱力的牢笼中把自己释放出来,但我马上感到有缰绳勒住了自己的脖子,肌肉紧张、呼吸急促,仿佛有不好的事情要发生。于是,我再一次驱动自己:要成功!要完美!

鲁迅曾用社会学思想分析说,中国自古有两种人,一种是做稳了奴隶的人,一种是想做奴隶而不得的人。我可以借用 TA 心理学的概念说,世界上有两种人,一种是套在驱力牢笼中的人,一种是想从驱力牢笼中出来而不得的人。

2. 我要……

泰比·凯勒（Taibi Kahler）和海格·卡帕斯（Hedges Capers）于 1974 年发表了他们有关驱力的研究成果。他们把驱力分为五种：要完美，要努力尝试，要坚强，要讨好他人，要快。

"要完美"的人重视每一个细节，正所谓"细节决定成败"，他们容易取得成功。但是，"要完美"的人往往吹毛求疵，半杯水摆在面前，他们会说"怎么只有半杯呀"；孩子考了 99 分，他们却说"还差一分，要查找问题出在哪里"。

"要努力尝试"的人往往"只埋头拉车"，却忽视了"抬头看路"。这类人最常用的字眼是"试"："我试着去做。"他们在声音、语调、姿势、表情上都表现出努力尝试的样子：肌肉紧张、双拳紧握、双眉紧锁、身体前倾。

"要坚强"的人一般具有坚强的性格，他们善于控制自己的情绪。"要坚强"的驱力主要来自儿时的恶劣环境和父母的严格要求，这类人容易指责别人，他们双臂交叉在胸前，并且表情僵硬，说："是你让我生气的！"

"要讨好别人"的人一般比较自卑，他们在日常生活中常常受挫，说话有时候吞吞吐吐，常用的词语是"可以吗"。这类人通常很热心，乐于做拯救者，但是总感觉生活很累，他们与人交往时不由自主地表现出讨好的样子。

"要快"的人动作快，说话也快，做事雷厉风行，但是比较粗糙。他们上班总怕迟到，与人沟通喜欢抢白、抖腿，容易激动和扭来扭去。这类人一般是在紧张忙碌的家庭中长大的。

3. 戴着脚链跳舞

每个人在成长过程中都不得不面对来自方方面面的各种各样的"禁止"和"应该"——向左走被禁止,向右走受鼓励,于是拼命向右走,向右走!向右走!!

驱力主要来自父母传递给孩子的应该信息,它是对个体行为的一种控制,导致个体以僵化的方式行动。结果是:被驱力困住,做奴隶却不自知,而且沉醉其中。

驱力让我们在压力下工作,让我们在竞争中前进,让我们在成功中扭曲。

驱力让我们戴着脚链跳舞,让我们欲罢不能,直至崩溃!

4. 我不要……

禁止信息一般是通过父母的儿童自我状态传递给孩子的,但是它像是套在马脖子上的缰绳一样紧紧套在孩子身上,孩子不敢去探索,也不敢完全释放自己的天性,长大成人后会形成一种"不要……"的沟通模式。

禁止信息的表达方式通常是以"不要"开头的。"再决定学派"特别重视处理禁止信息对人的负面影响。1975 年,"再决定学派"代表人物葛丁夫妇(Goulding)提出了以下十二种禁止信息:不要存在,不要做自己,不要做小孩,不要长大,不要成功,不要做任何事,不要重要,不要归属,不要亲密,不要健康,不要思考,不要有感觉。

(1)"不要存在"的情绪体验往往是"不要活着"。这个禁止信息最早来自母亲子宫,婴儿在子宫中可以感受到父母的情绪。出生后,父母可能会对婴儿说"本来不想生你"之类的话。有的父母很希望要个男孩却生了女孩,就很失望。"不要存在"是自杀行为背后的主要动机。但是,大部分"不要存在"脚本的人为什么没有自杀呢?原因是他们做出了复合决定,他们可能对自己说,只要我努力工作就可以活下去,或者只要我离开这个环境就可以活下去。

(2)"不要做自己"的情绪体验是"讨好别人吧,别人才是最好的"。你要做自己,父母却说不可以,你要成为我想要的样子。这个禁止信息在中国家庭教育中很常见:不管孩子多么优秀,父母都会把孩子和更优秀的孩子相比;不管孩子在学校的考试成绩进步多少,父母都会拿最优秀学生的成绩来比较。

(3)"不要做小孩"的情绪体验是"永远做大人"。这个禁止信息往往来自于父母的儿童焦虑情绪,孩子也因此感到焦虑不安。在一些生活艰难的家庭中,每个人都要像大人那样工作才有饭吃,做小孩是不被允许的,正所谓"穷人的孩子早当家"。在有的家庭中,因为孩子从小形成了强大的"不要做小孩"脚本,于是长大后孩子成了父母,父母反而变成了小孩。

(4)"不要长大"的情绪体验与"不要做小孩"恰好相反,即"永远做小孩"。形成这种脚本的原因可能有两种:一是父母本身没有长大，孩子受其影响也不要长大，这样他们可以互相做玩伴；二是父母本身很强大，就下意识地使孩子不要长大。"啃老族"往往都有"不要长大"脚本，认为啃老理所应当。

（5）"不要成功"脚本的人把不成功作为常态，因而做事也的确很难成功。这种禁止信息往往是因为父母不容许孩子犯错误而形成的。父母可能认为自己的孩子优秀，所以当孩子轻松完成一件事情的时候，父母不太在意，然而当孩子犯错误或失败的时候，父母就会站出来严厉批评孩子。这样一来，孩子就有很大压力，为了释放压力，孩子就干脆失败给父母看，让父母关爱自己。不少孩子平时学习很优秀，但是每到大考就考得很差，这类孩子往往就有"不要成功"脚本。有的孩子考分很高，甚至是高考状元，毕业后的工作却很挫败，最后他确认自己无能，只能依靠父母生活，这恰好验证脚本："看吧，我没有成功。"

（6）"不要做任何事"的表现是缩手缩脚、犹豫不决，最后往往一事无成。比如，"我一做事就害病，看病的钱比我挣得还多！""我上班就犯困，可能是贫血，医生建议我静养！"这个禁止信息来自父母对孩子的过度呵护，他们生怕孩子有危险受伤害，致使孩子缺乏行动力，长大后无法为自己做任何事情。

（7）"不要重要"的表现是不愿意出风头，一旦被人要求担当重要角色就会很紧张，他们认为别人重要，自己不重要。这个禁止信息来自父母对孩子探索世界的打击。孩子在成长过程中通常都会请求做一些力所不能及的事,此时父母总会说:"你不行! 你做不了的!"当孩子优秀的时候,告诫孩子要谦虚谨慎、低调做人。

(8)"不要归属"的人喜欢孤独自处,很难融入集体中。这个禁止信息通常来自两类极端环境的家庭:一是家庭条件特别好,父母告诉孩子"我们跟别人不一样,不要跟那些孩子玩";二是家庭条件很差,父母很无能,他们告诉孩子"平时离那些孩子远一些,咱们惹不起躲得起!"

(9)"不要亲密"的表现是,不愿意与人走得太近,对人不信任,亲密朋友少。这个禁止信息来自父母的行为状态,他们害怕和别人亲近,当他们和别人走得太近时就会恐惧,这种行为影响了孩子。他们还会对孩子说,不要信任别人。在单亲家庭中,有的父亲对孩子说,不要相信女人;有的母亲对孩子说,不要相信男人。不少哲学家都有这类脚本,比如丹麦哲学家克尔凯郭尔,德国哲学家叔本华、尼采,等等。

(10)"不要健康"脚本的情绪体验是"我身体不好,我要被照顾",这是获得安抚的一种手段。父母平时不关心孩子,但是只要孩子生病就特别关心,于是孩子就学会了"不要健康"。

(11)"不要思考"脚本的人遇到问题时总显得不知所措,也不会想办法去解决。包括三种类型:一是不要自己思考;二是不要以某种方式思考;三是不要以你的方式思考,而要以我的方式思考。这个禁止信息往往来自专制型父母,他们否认孩子的思考能力,通过言行举止告诉孩子:"你真是个笨蛋!"一些孩子因此弃学,理由是"我不是读书的料"。

(12)"不要有感觉"脚本的情绪体验是感情冷漠、压抑。分为三种类型:一是不要有任何感觉;二是不要有某种感觉,比如不要生气,生气显得没有礼貌;三是不要有你的感觉而要有我的感觉,比如我感到很冷,你赶快多穿一件衣服吧。这个禁止信息通常也来自专制型父母,他们不给孩子表达自己感觉的权利,要求孩子"不要哭""不准笑""不能害怕"等,孩子长大后就把他们自己的感觉压抑了。

第十三章

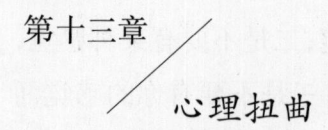

心理扭曲

1. 每个人都有心理扭曲

每个人都穷其一生追求幸福,因为我们一出生就满含泪水。

人类很脆弱。我们不像小羊羔那样出生不久就蹦蹦跳跳,十几年时间内我们都无法离开父母而独自觅食。我们不得不面对透不过气来的溺爱,也不得不面对狂风暴雨般的呵斥、指责和教训,当然也有无休无止的叮咛、强调和鼓励。

面对形形色色的禁止信息,我们说:不要不要不要!

面对潮水倾轧式的应该信息,我们又说:我要我要我要!

面对禁止信息和应该信息的双面围攻,我们只能蜷缩在一角瑟瑟发抖!我们唯一的选择就是:独自打开日记本,一边暗自伤心,一边撰写自己的人生脚本。

2. 扭曲是我自己的决定

心理扭曲是每个人在小时候撰写的人生脚本。

现在的我常常扭曲,常常回到我的人生脚本,因而让别人感觉莫名其妙,但我不觉得扭曲,只是觉得应该那样(扭曲),那样挺好。

扭曲是我自己悄悄决定的,但那个时候我并不觉得扭曲,我撰写自己的脚本,觉得很自然、很安全。事实上,我为了安全而不得不觉得安全,因为那时候的我弱不禁风、无法自立,为了生存,我做出了在现在看来扭曲的决定,但在当时一定是最恰当的,因为只有那样决定,我才能获得安抚。

那时,我读小学学前班,在学校里获得了表扬。见到妈妈后,我非常开心,对妈妈说:"妈妈,我今天很开心,告诉你吧……"妈妈正在打电话,她说:"等会儿啊,妈妈正忙着!"这时候,我那股准备好的热情荡然无存了。过了几天,我在学校里受了批评,哭得很伤心,妈妈看到了,很关心地问:"为什么哭?谁欺负你了?告诉妈妈怎么回事?"后来我知道了,只要我高兴,妈妈就忙;只要我受伤,妈妈就关心。于是,我做出了重大决定:想要获得关心,就要看起来很伤心。

现在,我终于知道那时我做出了一个扭曲的决定。我的人生脚本上很清晰地写着:高兴无法受关注,伤心才会有爱来。

扭曲是我对于获得感的维持,这种感觉虽然不愉快,但是很熟悉,它可以通过操控环境来支持自己。如今,我常常有意无意地掉入"伤心陷阱",总是喜欢穿上"受伤的旧鞋"。每到工作压力大的时候,我就病了,真的病了,好像可熔断的保险丝一样,准时病倒了。因为我渴望关心!

3. 扭曲系统图

为了进一步弄清楚"心理扭曲"的运行机理,心理学家理查德·厄斯金(Richard Erskine)和玛莉莲·查克曼(Marilyn Zalcman)两人共同设计了一个扭曲系统图:

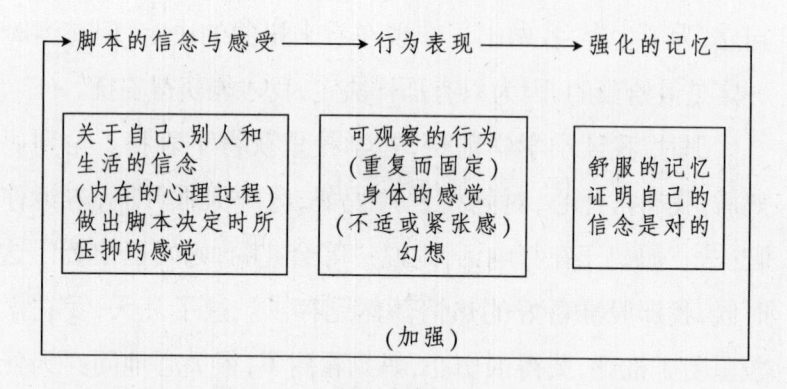

```
┌─→ 脚本的信念与感受 ──→ 行为表现 ──→ 强化的记忆 ─┐
│  ┌──────────┐    ┌──────────┐   ┌──────────┐ │
│  │关于自己、别人和│    │可观察的行为│   │舒服的记忆│ │
│  │生活的信念    │    │(重复而固定)│   │证明自己的│ │
│  │(内在的心理过程)│   │身体的感觉  │   │信念是对的│ │
│  │做出脚本决定时所│   │(不适或紧张感)│  │          │ │
│  │压抑的感觉    │    │幻想        │   │          │ │
│  └──────────┘    └──────────┘   └──────────┘ │
│                    (加强)                     │
└───────────────────────────────────────────────┘
```

扭曲系统图

从这个系统图可以看出,扭曲是我在自己的人生脚本里反复强化的系统,包括脚本的信念与感受、行为的表现和强化的记忆三个要素。

"脚本的信念与感受"说明,扭曲源自儿时的决定,当我陷入脚本时就会重现这种扭曲。

"行为的表现"就是我在脚本里所表现出来的外显和内在行为。外显行为包括说话、语调、手势和身体动作,这些行为一再重演,既有对信念的顺服,也有对信念的反抗。内在行为主要是指幻想,事情没有发生,但是我幻想发生了。

"行为"之后是"强化的记忆"。在脚本里,我会唤起许多可以强化脚本信息的记忆,这种记忆会把我带入儿时的体验中,与此同时,我的扭曲行为也会表现出来,这又进一步加强了我的信念。在这个过程中,我可能会把合理的东西扭曲到信念中。

4. 每天都在验证扭曲

在书写人生脚本的那个时候,也许我只有三岁或者四岁,我发现爸爸面对压力时会变得焦虑,而妈妈则会变得生气,于是我在人生脚本上写道:压力来啦,本人很焦虑!很生气!

如今,我已经成为公司白领,开车去给公司办事。公司给了我很大压力,这种压力让我在开车的时候不由得紧紧地抓住方向盘,我的情绪很焦虑!此时,后面有人超车,我非常生气——长按喇叭、闪灯!我要警告他,表达我的愤怒!我还要超过它!但是没有机会,路上的车一辆一辆挨得很近,于是我越来越生气,甚至想要撞到前面的车上去……

显然,我扭曲了,我正在验证自己曾经撰写的焦虑和生气,我回到了童年的那个状态……

的确,我每天都在验证扭曲。我在生活中寻找证据,想方设法验证扭曲。假如扭曲是悲伤,我就会在全世界寻找悲伤的事情,然后说我很悲伤,这不是我的错,整个世界都是悲伤的。找不到证据,我会用遗传作为借口掩盖扭曲:"我是个在压力下很容易生气的人,因为我妈妈就是这样一个人,我的基因里有她的遗传。"有时候,我又把原因归结为生物钟:"唉,今天处于低潮期!"有时候,我连借口也找不到,就怨天尤人:"也不知道是咋回事,真他妈见鬼了!"有时候,我会无意识地激怒对方,导致对方指责我,这时候我马上得出结论:原来自己这么伤心,完全是因为这个家伙呀!

5. 扭曲是个提醒

虽然常常不由自主地陷入扭曲,而且自己不感到扭曲,但是规律性地"犯病"总不是什么正常现象。因此,扭曲是个提醒。

当我有意无意地落入了扭曲的陷阱时,就会在陷阱里悲伤地大叫:"我渴盼救星!"终于,我得救了!从陷阱里上来了!然而好景不长,我再一次有意无意地掉入陷阱!虽然是陷阱,但是它很熟悉,我再一次悲伤、大叫、渴盼救星!我渴望关注,渴望安抚!

一双旧鞋,它已经破了,但是穿起来很舒服,很舒服……扭曲发生时,我的感觉是在过去,是在我小时候,我蜷缩在一角……终于,爸爸妈妈来了,安抚我……回到爱里……

然而,爱在哪里?爱不在了!爱不在当下。我扭曲了!我告诉自己的成人状态:曾经穿得舒服的旧鞋现在已经破了,不能再穿了,否则脚是要受伤的!回到当下,回到现实吧!用我的成人状态面对当下所发生的,它是不是事实?我不是儿童,也不是父母,我是能够自我主宰的成人!

嗯,扭曲的感觉让我知道自己需要什么。恐惧感提醒我没有得到足够多的保护,让我知道我需要保护;悲伤感提醒我需要得到更多的爱,让我采取行动去缓和与他人的关系;愤怒感给了我一个刺激,让我设定界限,有自己的空间;内疚感提醒我可能刚刚做了一件不好的事情,刺激我去改正。

扭曲的感觉不仅是个提醒,提醒我明确自己需要什么,也是个刺激,刺激我去解决问题。

6. 扭曲坐标图

再决定学派创始人玛丽·葛丁画了一个扭曲坐标图,可以比较清晰地说明我们是如何让自己停留在扭曲中的。

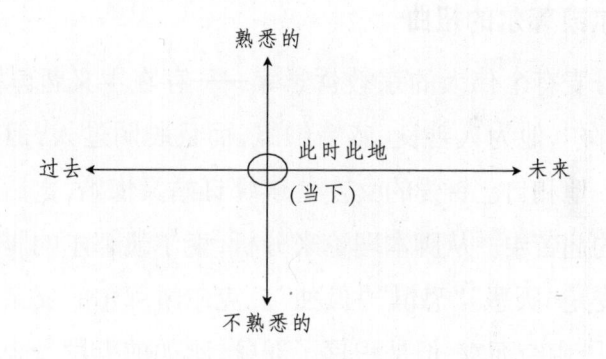

```
              熟悉的
                ↑
                |
                |
    过去 ←——————⊕—————— 未来
                | 此时此地
                | (当下)
                |
                ↓
              不熟悉的
```

玛丽·葛丁扭曲坐标图

在上图中,横坐标正向代表"未来",横坐标负向代表"过去";纵坐标正向代表"熟悉"的位置,纵坐标负向代表"不熟悉"的位置;中间的原点代表"此时此地"或"当下"。

如果我享受"当下",扭曲不会发生。扭曲发生在伤心的

"过去"和焦虑"未来"的过程中。站在当下这个位置,我处在成人状态,能够理性处理现实事务……然而,倏忽间一个刺激来了,我马上选择其他位置去躲避——可能选择了过去一段伤心的经历,或者选择了对未知的焦虑。过去的经历是悲伤的,但是我熟悉,因而感觉安全;未来的状态不熟悉,但是焦虑让我感觉对刺激有所准备,我是警惕的……在伤心中保持安全状态,在焦虑中保持警惕状态,这就是扭曲,"可爱"的扭曲!

如何远离扭曲?回到当下,享受当下,感受此时此刻正在发生什么,别无他途。

7. 克尔凯郭尔的扭曲

丹麦有个伟大的宗教哲学家——存在主义哲学先驱克尔凯郭尔,他为人善良、感情细腻,而且聪明过人,但他终生未婚。他和自己钟爱的女友蕾琪娜订婚又悔婚,之后又陷入更深的痛苦中。从脚本理论来分析,克尔凯郭尔的脚本信念与感受是"厌恶""恐惧""孤独"。克尔凯郭尔的父亲经过努力奋斗,由穷而富,但是积累了罪孽,比如前妻尸骨未寒他就强暴家中女佣,使其生下克尔凯郭尔的哥哥。后来,父亲因为自己的这种罪孽而陷入忏悔中,在后妻和五个子女先他而逝之后,他深信这是上帝的惩罚。父亲的早年行径及其忏悔的自我状态深深地影响了小克尔凯郭尔,再加上他天生驼背跛足、体弱多病,所以他坚信自己有罪、孤独、恐惧,而且没有人能够分担他的孤独,没有人能够消除他的恐惧。他和女朋友蕾琪娜相处时,蕾琪娜年仅 17 岁,而且家庭环境与他差异很大,他如何理解和分担他的孤独和恐惧？克尔凯郭尔可能幻想:女朋友不仅没有安慰他,反而像其他人一样嘲笑他。

克尔凯郭尔发现,婚姻将使他反复证明和强化那个信念:罪孽、孤独和恐惧。

克尔凯郭尔想:他要深陷罪孽、孤独与恐惧吗？不,他要逃离！

克尔凯郭尔可能幻想:不是他要逃离,而是女朋友抛弃了他。

克尔凯郭尔深深陷入了扭曲状态,他竟然鬼使神差地逛妓院,然后为他的罪恶而自罚,他厌恶自己的淫乱（这多么像他的父亲啊）,他认为自己根本配不上蕾琪娜,甚至连结婚也不配！虽然与蕾琪娜订了婚,但是他的罪孽感越来越严重,他认为自己不能给妻子幸福……

终于,克尔凯郭尔逃离了！然而这种逃离使他更加痛苦、孤独和恐惧。

克尔凯郭尔逃跑,其实就是通过反抗的行为来执行他的信念。

从克尔凯郭尔的文字中,我们可以体会他的扭曲状态:

> 你说你从未料到我会成这个样子,我也没料到会成这个样子。这不就是你变了吗？可能我真的没变,而是你看我的眼光变了。抑或是我变了？是我变了,因为我爱你;是你变了,因为我爱的是你。我理智而冷静地考虑一切,没有心软,没有

惭愧,没有什么能吓住我,没有什么能惊动我;即使幽灵敲门,我会冷静地拿起烛台去把门打开。可是,你看,我开门迎接的不是幽灵,不是那苍白无力的行尸走肉,而是你,我的考狄莉娅;走进来的是一位年轻美丽、健康而又有活力的姑娘。我的手在颤抖,几乎连那烛台也拿不稳了。我向后退,可又忍不住要盯着你,忍不住想拿稳烛台。我变了,但是怎么变的,为什么变,变成了什么?我不得而知。我神秘地对自己说"我变了",再找不到更明确的、含义更丰富的词来表达了。①

8. 卡夫卡的扭曲

与克尔凯郭尔类似,奥地利有一位天才作家卡夫卡,他的人生脚本也是孤独、恐惧与战栗。

卡夫卡6岁之前住在一个阴森的古旧建筑里,周围是贫民窟,环境让他心情抑郁。和克尔凯郭尔一样,卡夫卡的父亲也是个富裕的商人,但是性格暴戾。卡夫卡在洋洋五万字的《致父亲的信》中写道:"您几乎从未真正打过我,但那种吼叫、涨红的脸,那种迅速解下裤带放在椅子背上备用的动作,在我的眼里比打更可怕,就好像要把人吊起来似的。"在父亲的权威面前,母亲永远都是站在权威一边的。这使卡夫卡更加孤立无援,他的感觉就是孤独、恐惧和战栗,他认为只有孤独才能把他包裹得安全一点。

长大后,卡夫卡的心理扭曲挥之不去,除了单调的工作,

---

① 【丹】克尔凯郭尔. 非此即彼[M]. 北京:光明日报出版社,2007:234.

他就把自己埋藏在怪诞的小说创作中。卡夫卡多次与人订婚,却终生未娶,41岁离开人世。他与菲莉斯恋爱5年,给她写信500多封,订婚两个月后解除婚约,之后他们再度订婚和解除婚约。两年后,卡夫卡又与另一女子尤里雅订婚,之后又解除婚约。卡夫卡说,他害怕婚姻生活毁掉他的孤独感,他在日记里写道:"女人们充满性欲,她们天生不贞洁,调情,对我毫无意义。"

第十四章

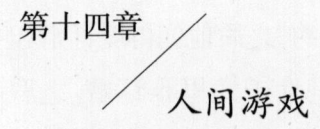

人间游戏

1. 自然游戏

> 篱落疏疏一径深，
> 树头花落未成荫。
> 儿童急走追黄蝶，
> 飞入菜花无处寻。

这是南宋大诗人杨万里写的《宿新市徐公店》一诗，它描写了乡间田野里儿童与蝴蝶嬉戏的情形，这是恬静、悠然的自然图画。我们从诗人的描写中看不到游戏者有丝毫孤独、恐惧和迷茫，相反却可以感受到儿童的自由和幸福。这是人与自然的游戏，是人类天真无负担的自由儿童状态。

人天性中有游戏的一面，或者说人需要像动物那样游玩（Play），需要纯粹感官刺激下的享受活动。人在大自然中玩，人与动物玩，人与人玩……仅仅停留于"玩"的层面的游戏是放松的、敞开的。

我们把纯粹"玩"的游戏称为"自然游戏"。

2. 人是游戏者

人类的复杂性就在于,我们不仅仅停留于吃喝玩乐,还有更深入的思想活动。人类的思想活动也包括游戏的成分,我们称之为"心理游戏"。

自然游戏和心理游戏使人类的生活丰富而多彩。正因为如此,人类自古以来就有关于游戏的思考和研究。特别是近代以来,关于人类游戏的人类学、文化学、心理学、教育学、语言学和现象学等的成果很多。荷兰思想家约翰·胡伊青加从文化史学的角度全面而深刻地论述了人与游戏的关系,他提出人的本质就是游戏,人类文明是在游戏中并作为游戏而产生和发展起来的。胡伊青加撰写了研究专著《人:游戏者》[①]。

胡伊青加认为:"人是游戏者。"当然,这个游戏不仅仅是自然游戏,也包括了人类的所有活动。对于这个观点,心理学家艾瑞克·伯恩表示认同。伯恩指出,人类玩游戏并非不负责任,而是大有深意。

3.《人间游戏》

人类"玩游戏"的这个"玩"字意味深长。既然是"玩",

[①] 【荷】约翰·胡伊青加. 人:游戏者[M]. 成穷,译. 贵阳:贵州人民出版社,2007:1.

就不是真实的,但不真实并不意味着不严肃。

1964年,伯恩出版《人间游戏》一书,这部著作是人际沟通分析心理学的代表作,推动了整个精神病学的发展。伯恩在这部书中探寻了心理游戏的秘密,他把书名确定为"人间游戏",是想说明游戏在人间,人间玩游戏。曹雪芹在《红楼梦》中说"假作真时真亦假,真作假时假亦真",似乎能够和《人间游戏》的意蕴相呼应。

伯恩认为,任何人都不可避免地要与人沟通,游戏是在人际沟通中发生的。沟通每天发生,游戏也每天发生,这是一系列暗藏陷阱或机关的沟通,喜欢玩心理游戏的人通常对此不以为意。

在《人间游戏》这部著作中,伯恩提出了游戏的四个意义[①]:①游戏是代代相传的,一个人最喜爱玩的游戏可以追溯到他的父母和祖父母,因此游戏具有历史意义;②不同文化和不同社会阶层的人喜欢不同类型的游戏,这是游戏的文化意义;③人们在社交活动中不愿意暴露自己的真实想法,所以就要玩心理游戏,这是游戏的社交意义;④人们会选择玩同样游戏的人作为朋友、同事和知己,这是游戏的个人意义。

4. 心理游戏伤人害己

伯恩最伟大的贡献之一,就是发现了心理游戏的秘密,

---

① 【美】艾瑞克·伯恩. 人间游戏:人际关系心理学[M]. 刘玎,译. 北京:中国轻工业出版社,2014:197-198.

就像弗洛伊德发现人的潜意识秘密一样。伯恩的游戏与弗洛伊德的梦之间的关系可以用一句话来概括,这就是"一场游戏一场梦"。

人际交往中,每个人每天都在玩心理游戏:父母和孩子玩,丈夫和妻子玩,老师和学生玩,老板和下属玩,朋友和朋友玩……有的人把游戏玩出了艺术,有的人把游戏玩出了火,有的人把游戏玩到了死亡!

心理游戏伤人害己,因为它很含糊,是带着"钩子"的隐藏沟通。伯恩说:"大部分被我们充分理解的游戏基本上都是破坏性的。"①

5. 人们为什么愿意玩心理游戏

既然心理游戏伤人害己,人们为什么要玩心理游戏呢?

总体来说,玩心理游戏可以满足人们基本的心理需求,或者说心理游戏是心理需求的一种替代产品。此外,大部分人并没有意识到自己在玩心理游戏。

具体而言,人们愿意玩心理游戏的理由有以下五个方面:

第一,心理游戏能够给人安抚,哪怕这种安抚是负面安抚。

第二,心理游戏可以让单调乏味的时间变得很有戏剧性,而且很刺激。

---

① 【美】艾瑞克·伯恩. 人间游戏:人际关系心理学[M]. 刘玎,译. 北京:中国轻工业出版社,2014:73.

第三,心理游戏演绎了自己熟悉的行为方式,进入自己很舒服的脚本当中。

第四,心理游戏往往是获得成功的一种手段,虽然这种成功可能是扭曲的。

第五,心理游戏可以掩盖消极情绪,也许这种掩盖属于"饮鸩止渴"。

举个例子:

> 老师正在上课,学生李明突然站起来说:"老师,我听不懂!"李明漠视自己的能力,把自己放在了受害者的位置。李明此时的心理地位是"我不好—你不好"。
>
> 老师说:"嗯,这道题的确比较难,我再讲一遍吧!"老师作为拯救者出现了,老师此时的心理地位是"我好—你不好",他要去呼应李明的"我不好—你不好"。
>
> 但是,这两个人此时的心理地位无法呼应,或者说李明不愿意转换他的心理地位。李明说:"老师,主要是你没有讲清楚!"李明从受害者角色变成了迫害者,向老师发起了挑战。
>
> 老师说:"是吗?那我接下来讲慢一点!"老师的角色转换成了受害者。
>
> 游戏还在持续,老师原定课堂计划被打乱了……

那么,李明为什么要和老师玩这个心理游戏?可能有以下原因:①李明的确听不懂,他想通过心理游戏掩盖自己的无能感;②李明平时学习成绩不理想,他对自己不满意,但是他认为老师在教学上有责任,于是通过玩这个心理游戏确认他的"我不好—你不好"的心理地位,这种心理游戏是李明熟悉的,他借此知道自己能做什么和不能做什么;③当李明觉得自己听不懂的时候不知道如何解决这个问题,他感到恐惧和不确定,于是通过心理游戏扮演受害者或迫害者;④在课堂上,李明觉得无聊,他要通过这个心理游戏打发时间;⑤李明通过玩这个心理游戏获得了成功感,他觉得自己打败了老师;⑥李明缺乏安抚,这个心理游戏可以给他带来安抚,即使是消极的安抚,也胜过漠视。

6. 心理游戏如何产生

先看下面这个 TA 基本概念框架图:

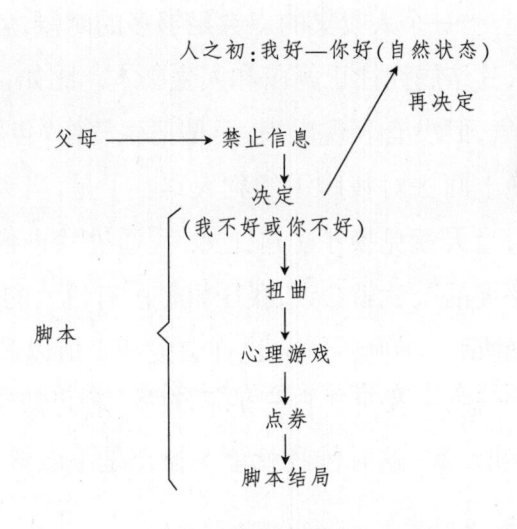

```
                         人之初:我好—你好(自然状态)
                                ↗
                              再决定
        父母 ————→ 禁止信息
                      ↓
                     决定
                (我不好或你不好)
                      ↓
   脚本 {             扭曲
                      ↓
                     心理游戏
                      ↓
                     点券
                      ↓
                     脚本结局
```

TA 概念框架图

从上图看出,人刚出生时,自然状态是"我好—你好",都有价值、有尊严。

接下来,孩子要跟父母相处,当父母觉得孩子的行为有危险时,就马上发出禁止信息。

接收到父母发出的禁止信息后,孩子不高兴了,他觉得"不好"——不是"你不好",就是"我不好",这就叫"扭曲的感觉"。

为了证实"扭曲的感觉"并且自我保护,孩子就会发展"心理游戏"。

发展心理游戏的方式有多种,收集"心理上的兑换点券"就是其中一种。"点券"最早来自台湾译者对 TA 著作的翻译,大陆一般称作"积分",近来大陆也有商家用"点券"这个词,比如"天猫点券"。在 TA 中,收集点券是处理扭曲感觉的一种方式。当一个人收集的点券足够多的时候,就会以某种方式兑现,其结局往往正好应和人生脚本。比如,老板骂我,我对他生气,但没有表现出来,而是把生气像"点券"一样收集起来,晚上回去对我脚下的狗大骂。于是,当天收集的这一张点券,当天就兑换了。再比如,我通过禁止信息得到的点券是"不要活",我就会说,我压根是没有价值的,假如有一天我自杀的话,你们会开心,也许会爱我。所以我可能经常玩"踢我吧"游戏,来证实自己是不好的。我可能制造事端而让别人踢我一脚,这时候我就证实自己是不应该存在的,脚本的结局就是自杀。

第十五章 游戏分析

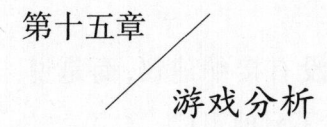

1. 心理游戏公式

伯恩在《语意与心理分析》这部书中提出了一个心理游戏公式,并且说所有的心理游戏都适用这个公式,凡是不符合这个公式的就不是心理游戏。

$$C + G(H) = R \rightarrow S \rightarrow X \rightarrow P$$

Con　Gimmick(Hook)　Response　Switch　Cross-up　Payoff
饵　　上钩　　　　　反应　　　转换　　混乱　　结局

伯恩心理游戏公式

在游戏中,一方首先抛出一个"饵",另一方会紧跟着"上钩"。

甲对乙说:"我有一个很严重的问题,不知道怎么办?"这就是一个"饵"。

乙说:"你说吧,我帮你解决!"这就是上钩。

甲说:"我老公晚上睡觉老是打鼾,不知道怎么去解决这个严重的问题。"

这个时候,乙的反应可能是:"你为什么不试着到另外一个房间去睡呢?"

甲对乙的反应进行了转换,他没有接纳建议,而是说:"我有这样做,但是他又指责我,说我不爱他了!"

乙再次回应:"你可以试着戴上耳塞。"

甲又做了转换:"我有做过,但是我用耳塞的时候有过敏反应呢,我去看医生,花了我1000块。"

乙又回应:"你试着翻一下他的身体,让他动一下。"

甲再次转换:"我有这样做,但是他醒了,之后就对我很生气啊!"

无论乙给甲什么建议,甲都会进行转换,说行不通。

接下来就进入了心理游戏的"混乱"阶段。乙可能对甲说:"那你自己管好自己的事情,我没有办法!"

结果,两个人都很挫败。这是一个双输的结局。

在心理游戏中,人们对于结果有不同假设的时候,会有一系列互动。但是,当彼此发现假设不一样的时候,会感到惊讶和被骗。比如,一个男孩和一个女孩在同一个办公室上班,下班后男孩子约女孩子去吃饭(抛饵),女孩子很高兴地答应了(上钩)。但是,男孩子邀请女孩子吃饭还有另外一层意思,女孩子却很单纯地吃饭。当女孩子隐隐感到有点不对劲的时候,可能会生气地说:"你不是真心请我吃饭!"(反应)这时候,男孩子却伤心地说:"我是真心的!"(转换)于是,两个人的心理游戏进入了"混乱"阶段,彼此都觉得委屈,最后不欢而散。

2. 库佛—高登分析模型

库佛—高登分析模型(The Kupher – Goulding Model)是通过双重沟通模式来看待心理游戏的。

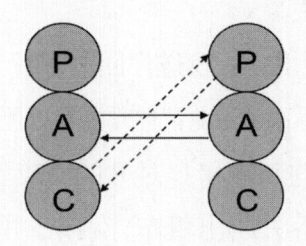

库佛—高登心理游戏分析模型

将上图与前面第八章中"沟通模式图"的第四个小图(双重沟通)相对照,两个图形完全一样,这说明库佛—高登分析模型和双重沟通模式在表现形式上是一样的。就结果而言,库佛—高登分析模型中的心理游戏所产生的负面结局和双重沟通模式所产生的负面结局是一样的。

A 到 A 的两条实线(刺激和反应)是成人自我的显性沟通,P 到 C 的两条虚线(刺激和反应)是父母自我和儿童自我的隐性沟通。两个人之间的双重沟通其实就是在玩一场心理游戏,最后的结果一定是两个人都感觉很糟糕,而且彼此不知道为什么会达到这样一个结果。

为了说明这个心理游戏模型,这里设计一对恋人闹别扭的情景。一对年轻的恋人外出游玩,天色已经很晚,他们决定回家。

男孩子说:"太晚了,回去吧!"

女孩子回应:"好啊!"

这是 AA 式平行沟通,两个人都是成人自我状态。但是,回哪儿？一起去男孩子宿舍,还是送女孩子回她父母家？两个人可能各有想法。

男孩子说:"太晚了,我送你回去吧!"

女孩子有点不高兴,说:"嗯嗯,那好吧!"

这是 P 对 C 的刺激和 C 对 P 的回应。

男孩子正准备去叫出租车,女孩子用儿童自我状态说:"我想走着回去,不用花那个钱了!"这句话有隐藏信息——我们要多一些时间在一起,你要保护我！

男孩子用父母自我状态应对:"那怎么行？这么晚了,走回你家要一个多小时,不行！打车不花什么钱的。"

坐在出租车上,女孩子不说话,男孩子莫名其妙,觉得女孩子太任性,也不说话;女孩子觉得这个男人不善解人意,很伤心。于是,一天的快乐在最后时刻变糟了。

3. 戏剧三角形

"戏剧三角形"(Drama Triangle)是由伯恩的学生卡普曼(Karpman)发明的。伯恩在他的《语意与心理分析》一书中很推崇卡普曼戏剧三角形,他还以此来分析人在成熟过程中,原生的戏剧天性如何自然而然地表露出来。①

卡普曼指出,所有的心理游戏都好像戏剧一样,包括三个可转换的角色:迫害者、受害者、拯救者。

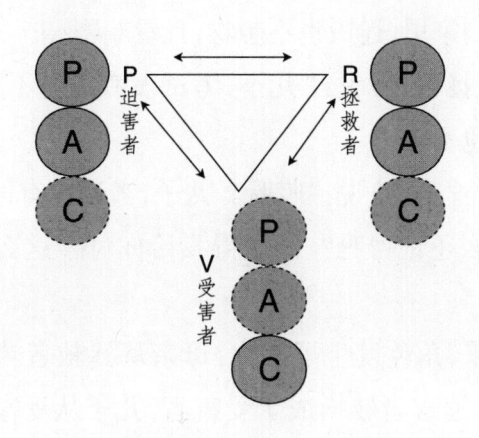

卡普曼戏剧三角形示意图

受害者一直处于儿童自我状态,他觉得自己没有能力解决问题,完全需要依靠别人的帮助。

拯救者觉得自己没有儿童自我状态,只有成人自我状态和父母自我状态,他觉得自己的任务就是去拯救别人、帮助别人。

迫害者觉得自己永远不能有儿童自我那一面,他要扮演一个控制型父母角色,他要告诉别人做错了什么以及应该怎么做。

---

① 【美】艾瑞克·伯恩. 语意与心理分析[M]. 谢玉丽,等译. 台北:国际文化事业有限公司,1998:235.

伯恩说:"人生的戏剧,就像舞台上的戏剧,是由许多转折点构成的。"①在卡普曼的戏剧三角形中,三个角色会通过三个位置的转换而发生变化。

举个例子。这次期末考试,我的数学成绩不及格,我很沮丧地回到家里,连饭也不想吃,且看戏剧:

母亲(拯救者)说:"儿子,考试没有通过不要紧啦,我的数学从来也不好。"

父亲(迫害者)说:"哎呀!儿子,考试没有过啊!你跟我承诺过什么还记得吗?你觉得我给你付了这么多钱上学是开玩笑吗?"

接下来,角色发生了转化:母亲从拯救者转换成了迫害者,父亲从迫害者转换成了受害者,儿子从受害者转换成了拯救者。

儿子(拯救者)说:"爸爸,是我做得不好,我浪费了你的钱。"

母亲(迫害者)对父亲说:"你脑子里想的都是钱,从来不会想我的孩子!"

很快,母亲和父亲的角色又转换了,父亲又变成迫害者。

父亲(迫害者)说:"你们女人天天都想着这些感性的东西,从来没有想过我们男人在这个家庭中有多么困难。"

接下来,他们就争吵得越来越厉害。儿子最后从拯救者变成迫害者。

---

① 【美】艾瑞克·伯恩. 语意与心理分析[M]. 谢玉丽,等译. 台北:国际文化事业有限公司,1998:235.

儿子(迫害者)喊道:"你们两个在家里整天就这样吵来吵去的,烦不烦啊!"

4. 共生关系分析模式

"共生关系"是贯注学派代表人物吉奎·席芙(Jacqui Schiff)提出的理论,他把人际沟通中不健康的共生关系归结为产生心理游戏的原因。

所谓共生关系,就是两个人都没有完整运用自我状态,只有结合在一起才是完整的三种自我状态。在共生关系中,两个人都感到很舒服,因为他们的人生脚本得到了证明,他们的心理需求得到了安抚。

你的脚本是"不要做小孩",我的脚本是"不要长大",你我合在一起构成了"共生关系"。

甲只呈现父母和成人状态,乙只呈现儿童状态,甲乙合在一起就是最典型的"共生关系"。

日常生活中,共生关系随处可见。最常见的就是夫妻共生关系,包括各种类型,比如丈夫是大男孩,妻子是小母亲;丈夫是老父亲,妻子是小孩子。

共生关系有健康和不健康之分。

健康与否,关键看共生双方对自我状态的态度。凡属"漠视"的,就是不健康共生关系;凡属"调整"的,就是健康共生关系。

你的脚本是"不要做小孩",我的脚本是"不要长大",你漠视我的父母状态和成人状态,我漠视你的儿童状态。你我的共生关系是不健康的。丈夫是大男孩,妻子是小母亲,丈夫漠视妻子的儿童状态,妻子漠视丈夫的父母和成人状态,夫妻的共生关系是不健康的。

丈夫病倒了,像孩子一样躺在床上需要照顾,而妻子适时地以父母状态和成人状态出现,照顾丈夫。在这里,丈夫和妻子都意识到自己和对方的三种自我状态,但是他们根据情况对自我状态暂时做了调整,他们因疾病和照顾而呈现出一种共生关系。这是健康的共生关系。

大多数情况下,共生关系是不健康的。席芙认为,共生关系双方之所以发生心理游戏,是因为彼此漠视对方的感受和能力。比如,我只有儿童自我状态,就会漠视你的儿童情感;你只有父母和成人自我状态,反过来也漠视我的父母和成人情感。你我都夸大了自己扭曲的信念,当然也由此进一步确认了我们的共生关系。

再比如,丈夫坚信自己就是个大男孩:"我啥也做不了,你要照顾我。"妻子坚信自己就是个小母亲:"你是我的整个生命,我要照顾你。"夫妻彼此漠视对方的其他自我状态,共生关系不健康。由此可知,建立在不健康共生关系上的婚姻,其根基是扭曲的、非理性的。

5. 漠视行为

漠视行为可以分一些等级,比如一开始是不要紧,然后是不在意,再就是视而不见,最后是完全忽视。你和我在一起,我完全忽视你的存在,把你当作空气,这是最要命的。特别是在群体中,对成员最严厉的惩罚就是把他孤立起来,忽视他的存在。

席芙的共生关系理论中,漠视的四个等级是:第一级,那不是什么问题;第二级,那问题不重要;第三级,那问题无法解决;第四级,产生问题的那个人不存在。席芙的等级是围绕问题划分的,从问题到人,最高级别是把人忽视了。

例一:母亲忙着做事,这时婴儿啼哭,母亲漠视孩子的啼哭,认为婴儿啼哭不是什么大问题。婴儿继续啼哭,母亲想,婴儿总是要啼哭的,这不要紧。婴儿还在啼哭,母亲说这个孩子就是爱哭,她实在是没有办法。婴儿仍然啼哭,母亲说她习惯了,他哭她也听不见,她就当他不存在。

婴儿缺少父母和成人状态,母亲缺少儿童自我状态,婴儿和母亲构成了共生关系。在这个共生关系中,婴儿不存在漠视问题,他也不可能理解母亲的儿童状态。问题出在母亲身上,母亲以为婴儿有父母和成人状态,于是漠视了婴儿的儿童状态。

例二:小偷在长途汽车上行窃,其他乘客认为这不是问题。小偷继续行窃,其他乘客认为反正没有偷我的,偷别人的不重要。小偷还在行窃,其他乘客说,整个社会风气坏了,有什么办法?不是他们能解决的。小偷仍然在行窃,其他乘客视而不见,没有感觉车上还有窃贼。

小偷的父母和成人状态与其他乘客的儿童状态建立了不健康的共生关系。小偷缺少儿童自我状态,其他乘客缺少父母和成人自我状态。小偷漠视其他乘客的父母和成人自我状态,其他乘客漠视小偷的儿童自我状态。

人们常常说"要解决问题",却又不知道问题出在哪里。在共生关系理论中,这种现象正是所谓的"不识庐山真面目,只缘身在此山中",人们自身已经陷入了问题的共生关系中。要解决问题,首先要承认面前发生的事情是有问题的,并且认识到问题很严重,再进一步看到解决问题是可能的,最后不要忽视自己和别人的存在。

6. 被动行为

在不健康的共生关系中,除了彼此的漠视行为,还有一个就是被动行为。

被动行为也分四个等级:什么都不做,过度适应,烦躁,无能或暴力。

第一等级是什么都不做。我是个大男孩,我什么都不懂,你是小母亲,你什么都懂,你是要照顾我的。在社会中,这类人像儿童一样,在关键时刻往往很怯懦,期盼父母和成人出现解决问题。

第二等级是过度适应。我是大男孩,我不好,你好!所以我要努力让你高兴,我很在意你的想法……我很想做事情,但是我不知道我要什么,所以我很焦虑,我需要帮助!

第三等级是烦躁。我是大男孩,我什么都做不了,我很在意你的想法,我需要帮助!为什么没有人来帮助我?我非常烦躁!我要抽烟,让烦躁在烟中散去!我要喝酒,让烦躁被酒浇灭!我要购物,我要花钱,我要对得起自己!我要工作,要玩命工作,让烦躁在工作中消散吧!……

第四等级是无能或者暴力。我是大男孩,我渴望父母照顾,为什么我如此烦躁,还没有人来帮助我?现在我开始头疼啦!我的胃也疼啦!为什么还没有人帮助我?我要大喊大叫啦!我要杀人啦!我真的拿出了刀,是我家里的菜刀,我冲上了街,我说:"你们快来看啊,有人欺负我,可是我不怕!……"很快围了一大堆人,警察也过来了。哈哈,我不怕!

为什么会发生这样的情况呢?可能是因为我童年所形成的脚本。小时候,我直接去表达想要什么,总是被父母指责。我在外面受欺负,在家里受指责,没有人帮助我。但是,当我考试成绩好一点的时候,当我病倒的时候,当我特别烦躁的时候,当我伤心欲绝的时候,当我暴跳如雷的时候……父母总会及时帮助我,我的心理才会获得一些安抚。

从被动行为这个概念可以看出,在家庭教育中,民主协商的文化以及合作解决问题的方式是非常重要的。否则,孩子缺少某种自我状态,他可能就要通过不健康的共生关系去解决。

7. 心理游戏的强度

心理游戏有强有弱。有些轻弱的游戏属于可接受范围,而强度高的游戏一定会造成双输的结果。例如,你经常会遇到这样一些人,他们时不时找你诉说痛苦,希望你能帮助他(她)走出困惑。有的人从你这里得到一些安抚就满足了,这属于一种轻弱的游戏。有的人却显得很聪明,你无论说什么,他都承认你说得对,但是紧接着就提出反驳,表明你说的办法仍然解决不了他的问题,因为他陷入了"是的,但是"游戏当中。这是一种强度高的心理游戏,你被拖入这种游戏中,有深深的无奈感、挫伤感和"老鼠被猫耍"的恼怒感。

有些轻弱的游戏与开玩笑类似,因为它们都可以调节交往气氛,让人在幽默中缓解紧张和压力。但是,心理游戏与开玩笑有本质的不同,即玩笑是受成人自我状态监控的,而心理游戏不受监控。换句话说,开玩笑与玩游戏只有一步之遥,失去成人自我状态的监控,就可能使交往双方的玩笑变成心理游戏。而心理游戏也可能逐渐由弱变强,进而使场面失控。

生活中,因为玩笑开得太大而造成糟糕的心理游戏的例子很多。同学间、同事间、朋友间的小摩擦有不少都是"玩笑开过了"造成的。几十年没有见面的老同学聚会,彼此之间难免要开开玩笑,但是因为各自对对方人生经历和心理痛点已经不太了解,所以可能会产生这样的结果:说者无心,听者有意。由此再进一步,玩笑变成了隐藏沟通和相互攻击,如果双方不能用成人自我状态及时矫正,那么一次很好的同学聚会就可能不欢而散。

8.《红楼梦》里的心理游戏

人际关系越复杂的地方,心理游戏越多。我们看《红楼梦》这部小说,里面的人物关系非常复杂,身份地位和爱恨情仇各不相同,所以每个人似乎都是玩心理游戏的高手。

最典型的是林黛玉,由于家庭环境的原因,林黛玉多情多思,她说话做事似乎都是心理游戏。在第七回,周瑞家的给林黛玉送宫花,贾宝玉先说:"什么花儿?拿来给我瞧瞧。"贾宝玉是全然的儿童自我状态。但是林黛玉是以父母状态出现的,她没有像贾宝玉那样过去拿花,而是只就宝玉手中看了一看,便问道:"是单送我一人的,还是别的姑娘们都有呢?"周瑞家的道:"各位都有了,这两枝是姑娘的。"这时候,林黛玉再看了一看贾宝玉手中的花,然后冷笑道:"我就知道,别人不挑剩下的,也不给我。"林黛玉的心理地位是"我好—你不好",她很善于和薛姨妈、王夫人做隐藏沟通,并以此进一步证明自己的心理地位。

再看另外两个角色因心理游戏而产生的严重后果。第六十六回"情小妹耻情归地府,冷二郎一冷入空门"描写了一段由定情和退亲游戏所酿造的悲剧。[①]

> 贾琏听了,道:"原来如此,倒教我们悬了几日心。"因又听到寻亲,便忙说道:"我正有一门好亲事,堪配二弟。"说着,便将自己娶尤氏,如今又要发嫁小姨一节说了出来,只不说尤三姐自择之语。又嘱薛蟠:"且不可告诉家里,等生了儿子,自然是知道的。"

---

① 曹雪芹. 胭脂斋评石头记[M]. 胭脂斋,评. 北京:线装书局,2013:922-927.

贾琏首先给"萍踪浪迹的大丈夫"柳湘莲抛出了一个"饵"（隐藏的邀请）——"我正有一门好亲事，堪配二弟"。

柳湘莲正欲"寻一门好亲事"，于是上了"钩"。自此，贾琏的养育型父母自我和柳湘莲的顺从型儿童自我建立了关系。

湘莲道："你既不知他娶，如何又知是绝色？"宝玉道："她是珍大嫂子的继母带来的两位小姨。我在那里和他们混了一个月，怎么不知？真真一对尤物，可巧，她又姓尤。"湘莲听了，跌足道："这事不好，断乎做不得了！你们东府里除了那两个石头狮子干净，只怕连猫儿、狗儿都不干净。我不做这剩忘八！"宝玉听说，红了脸。湘莲自惭失言，连忙作揖说："我该死胡说，你好歹告诉我，她品行如何？"宝玉笑道："你既深知，又来问我作什么？连我也未必干净了。"

然而，柳湘莲很快发现自己原来是个受害者，他做出的"反应"是"有缺陷"和"防卫"，所以马上用"我好—你不好"的心理地位把游戏引向深入——"东府里除了那两个石头狮子干净，只怕连猫儿、狗儿都不干净"。

贾琏还要饶舌，湘莲便起身说："请兄外坐一叙，此处不便。"

角色"转换"之后，柳湘莲"我好—你不好"的心理地位不断升级，他变得"愤怒"！他抓住迫害者，他要把贾琏拉出去，他要揭露谜底，他要"杀人"。柳湘莲自己从受害者变成了迫害者。

那尤三姐在房明明听见,好容易等了他来,今忽见反悔,便知他在贾府中得了消息,自然是嫌自己淫奔无耻之流,不屑为妻。今若容他出去和贾琏说退亲,料那贾琏必无法可处,自己岂不无趣!一听贾琏要同他出去,连忙摘下剑来,将一股雌锋隐在肘内,出来便说:"你们不必出去再议,还你的定礼。"一面泪如雨下,左手将剑并鞘送与湘莲,右手回肘只往项上一横。

"结局"是什么呢?这个时候,柔弱的尤三姐突然站出来,她成了"绝望"者,她把柳湘莲的情绪转移过来,她用行为绝望地表示了自己已经转换的心理地位——"我好—你们不好",她用自杀表明什么是"出淤泥而不染",当然更要表明她是配得上柳湘莲的。

……柳湘莲听了,不觉冷然如寒冰侵骨,掣出那股雄剑,将万根烦恼丝一挥而尽,便随那道士不知往哪里去了。

游戏走向最后的高潮——柳湘莲伤心悲痛,泣道:"我并不知是这等刚烈贤妻,可敬,可敬!"自此,他的心理地位迅速"转换"为"你们不好—我也不好"。他终于宣布了自己的悲情结局:"将万根烦恼丝一挥而尽,便随那道士不知往哪里去了。"

第十六章 伯恩游戏类型

1. 五类 24 种游戏

在《人间游戏》中,伯恩把他已经收集到的各种心理游戏归类汇编,并仔细分析,这种整理和分析占据本书的主体内容,也是该著作大受欢迎的主要理由。

伯恩根据游戏最常出现的场合,把游戏分为五类 24 种:

生活游戏(酒鬼、欠债者、踢我吧、可逮着你了、看你都让我做了什么)。

婚姻游戏(困境、法庭、性冷淡、忙碌、要不是因为你、我已经努力试过了、亲爱的)。

聚会游戏(这难道不糟糕吗、瑕疵、笨手笨脚、是的但是)。

性游戏(和他斗吧、性倒错、挑逗、长丝袜、吵闹)。

地下游戏(警察和强盗、怎样离开这儿、让我们骗他)。

伯恩还提出了专门针对专业人员的咨询室游戏。当然,我们自己也可以在生活中观察和收集游戏,然后对这些游戏进行 TA 分析。在这里,我们仅仅讨论伯恩提出的五类 24 种游戏,由于这些游戏是伯恩按照 TA 理论收集、整理和分析的,我们姑且称之为"伯恩游戏类型"。在《人间游戏》中,伯恩对这些游戏有非常深入和全面的分析,我们在此只是将它们的主要意思提取出来,然后用中国文化进行解读。

2. 生活游戏

顾名思义,生活游戏主要发生于日常生活中。大部分人在日常生活中有意无意地玩到这种游戏,而且乐此不疲。生活游戏包括"酒鬼""欠债者""踢我吧""可逮着你了""看你都让我做了什么"以及这些游戏的主要变体。

——酒鬼。这是受害者、拯救者和煽动者之间的游戏:酒鬼是受害者,拯救者把酒鬼从酗酒恶习中解救出来,但是在煽动者的怂恿下,酒鬼又喝醉了。很多屡教不改的人就是这样,他们总能找到理由继续玩游戏。

——欠债者。有些人常常欠债并玩"你来追债试试看"的游戏,那些总是陷入三角债旋涡的企业主最怕这种游戏。还有一些人属于"欠债有理"类型的,他们不是缺乏什么,而是要玩这种游戏,他们即使自己有,也要欠别人的。

——踢我吧。在日常生活中,玩"踢我吧"游戏的人很多,他们总是想方设法惹你生气,你训斥他,他可以暂时平静,但是不久后又如法炮制。实际上,玩这种游戏的人,身上的标签是"请不要踢我",但在行为上总是引诱别人踢他。

——可逮着你了。玩这种游戏的人,最兴奋的不是得到某种结果,而是他在游戏中可以获得随意摆布对方的感觉。就像猫抓住老鼠时,最快乐的不是吃掉,而是"可逮着你了"的感觉。那些父母自我状态很强而且处于"我好—你不好"心理地位的人是这个游戏的大玩家。比如,学校课堂上经常发生这样的情景:某老师正讲课时看到有学生打瞌睡,他突然显得很兴奋,大声喊:"那个睡觉的同学,请站起来回答问题!说的就是你!"显然,这个学生无法回答问题,但老师要的不是结果,而是对学生的羞辱和警示。

——看你都让我做了什么。这种游戏在心理地位是"我好—你不好"的人身上不断发生。事实上,由于人们总是自我感觉良好,而且受自私心驱动,所以玩这种游戏的人很多。这些人总是把责任推卸给另一方,糟糕的结果从来都是对方造成的,除此之外,他们还喜欢怨天尤人。

3. 婚姻游戏

由于夫妻关系不同于其他关系,这种关系具有最高级别的亲密性,所以婚姻游戏是最具伤害性的。伯恩的婚姻游戏包括7种:"困境""法庭""性冷淡""忙碌""要不是因为你""我已经努力试过了"以及"亲爱的"。

——困境。这种游戏的目的是让对方陷入困境中。丈夫:"我的衣服熨好了吗?"妻子:"你爱我吗?"丈夫生气了:"爱是什么?"陷入这种游戏的人很虚伪,他明知道对方的真实意图却佯装不知,不仅拒绝了对方,而且显得自己很无辜,不真诚的夫妻间经常玩这种游戏。

——法庭。这种游戏在大多数吵架的家庭中都存在。夫妻双方一个是原告,一个是被告,他们找到朋友或者心理咨询师做法官,于是开始述说……丈夫:"你知道我老婆昨天干了什么事吗?"妻子:"不是这样的,我来告诉你事情的真相!……"丈夫:"你来评评,是不是这个理?"妻子:"清官难断家务事,你让别人怎么说!"

——性冷淡。夫妻双方都把家庭其他问题作为吵架的理由,但是根源来自于"性"。丈夫昨晚遭遇妻子性冷淡,第二天早晨起床就对妻子吼:"你看你,每天都睡懒觉!连早餐也不准备!"妻子:"你今早犯神经病啊!莫名其妙!"丈夫:"你才神经病!丑婆娘……"妻子:"哦,我知道怎么回事了,来来来,让我亲一下!"丈夫:"滚!……"

——忙碌。玩忙碌游戏的人很多都是家庭主妇,她们沉浸在父母自我状态中,渴望借忙碌来获得满足,但常常获得糟糕的结果。妻子:"我天天忙着照顾你和孩子,自己的事业都牺牲了。"丈夫:"我知道!"妻子:"知道你还回来这么晚?"(怀疑丈夫有外遇)丈夫:"你这人怎么这样啊!疑神疑鬼的。"

——要不是因为你。玩这种游戏的丈夫或者妻子常常处于"我好—你不好"的心理地位,他们总认为对方耽误了自己。妻子:"你这个陈世美,要不是因为你,我哪是现在这个样子!"丈夫:"还说我,要不是因为你,我……"

——我已经努力试过了。玩这种游戏的多数是丈夫,他想离婚却装出不想离婚的样子,最后他说:"我已经努力试过了,实在不行才离婚的,没办法啊,我也不想离,其实受伤最多的是男人。"

——亲爱的。玩这种游戏的丈夫或者妻子通常已经不爱对方,每次说"亲爱的",其实只是强化他(她)的不满情绪。丈夫:"你真无耻!"妻子:"你说对了,亲爱的!但和你的无耻比起来,我差远了。"

4. 聚会游戏

聚会是一个人生命中必不可少的部分,无论是消遣娱乐还是谈工作,都少不了要聚会。但是随着大家在聚会中彼此熟悉,游戏便开始出现。伯恩的聚会游戏主要有4种:"这难道不糟糕吗""瑕疵""笨手笨脚""是的但是"。

——这难道不糟糕吗。玩这种游戏人很多都是有受虐倾向的,他们乐于享受糟糕的结果,但是嘴上说:"这难道不糟糕吗?"一个女生对几个男生说:"和你们聚会吃饭有啥好的?喝酒吹牛,我上次还遇到了咸猪手,这难道不糟糕吗?"

——瑕疵。玩瑕疵游戏的人很多都有"要完美"驱力,他们要完美却往往失败。由于玩这种游戏的人往往是生活的失败者,所以他们在人群中是被边缘化的。他们常常通过窥探别人的隐私以及在别人背后说闲话而获得满足:"我可知道你们是一群什么东西了,我才不跟你们在一起呢!"

——笨手笨脚。玩这种游戏的人总是通过制造一些笨手笨脚的事端并且向别人道歉来获得安抚。笨手笨脚的人:

"哎呀,实在对不起!我真是个蠢猪,不小心才把公司电脑格式化了。"老板:"没有关系,好在电脑里没有什么重要文件,下次注意就好了!"笨手笨脚的人:"实在太感谢了!"他心里美滋滋的,觉得还是好人多,世界真美好。

——是的但是。玩这种游戏的人在成人状态和儿童状态之间发生了混乱,他们总是用成人状态的忙碌掩盖儿童状态的自由,他们知道会发生什么,但是只想在游戏中获得安抚。学生:"老师,我有失眠症,睡不着!"老师:"从 1 数到 100。"学生:"是的,但是我越数越清醒。"老师:"多锻炼,困了就睡着了。"学生:"是的,但是我作业太多,没有时间锻炼。"老师:"下次给你少点作业。"学生:"是的,但是不行啊,我要和别人一样,否则会落后。"

5. 性游戏

性游戏不是为了性交活动而开展的游戏,恰恰是为了摆脱性冲动而做出的行为。玩性游戏的人不再通过真正的性活动来满足本能,而是通过替代物来满足。这类游戏包括:"和他斗吧""性倒错""挑逗""长丝袜""吵闹"。

——和他斗吧。玩这种游戏的通常是女性,她们因此获得满足感。有的女性很喜欢挑唆两个男人为她展开争斗,并暗示她会委身于这场争斗的胜利者;有的女性游戏于多个男性之间,并且让他们彼此知道,直言她对他们进行观察和比较。

——性倒错。玩这种游戏的人通常是恋物癖、施虐狂、受虐狂、同性恋等,他们的儿童自我状态发生了混乱。

——挑逗。一个女人和一个男人之间所玩的游戏,通常会产生恶性后果。大多数情况下,男性挑逗女性,但也有女性挑逗男性的例子。

——长丝袜。这种游戏与"挑逗"同属一家,本质上都是有暴露癖的。她将腿抬起说:"天哪,丝袜脱线了!"或者说:"本来穿肉色长丝袜的,结果穿了黑色的!"她这样做是为了激起男人的情欲和其他女人的嫉妒。

——吵闹。这种游戏通常发生在专横的父亲和正值青春期的女儿之间,同时还有一位性抑制的母亲,父亲总是因为害怕女儿和很差的男生谈恋爱而喊叫。父亲:"说吧,是不是谈恋爱了?"女儿:"我没有!"父亲:"没有?看看你微信上和谁聊天!"女儿:"你偷看我手机?!你太让我失望了!"女儿摔门进了自己卧室,父亲摔门出去了,母亲坐在沙发上发呆……

6. 地下游戏

地下游戏指的是强盗、囚犯和骗子等人群玩的游戏,当然在其他类似人群中间也有喜欢玩这种游戏的人。地下游戏包括"警察和强盗""怎样离开这儿"和"让我们骗他"。

——警察和强盗。玩这种游戏的人通常通过欺骗对方而获得满足感。一些人屡次犯罪,他们在成人自我层面上可能是为了获得物质回报,但在儿童自我层面上则是为了获得被警察追逐的刺激感。这类人喜欢捉弄抓捕他们的人。

——怎样离开这儿。玩这种游戏的人喜欢"捉迷藏"。监狱里有些囚犯想方设法要逃跑,但是他们实际上并不是真的要逃跑,而是通过逃跑游戏来消遣。

——让我们骗他。这种游戏是街道上那些小型诈骗犯经常玩的。有些人总能找到办法骗人,而另一些人总能匪夷所思地被骗。

第十七章

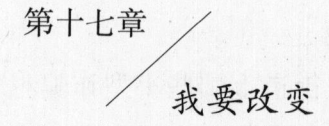

我要改变

1. 我能改变

TA 理论的哲学基础认为,每个人天性都是好的,每个人都有思考能力,每个人都能改变自己的状态。

我本来就是好的,改变就是回归我自己。

回归自己还不完全,应当说,回归好的、有价值的、重要的自己。

我是成人,我可以改变,我有能力改变!

我是成人,我很好,你也很好!我很重要,你也很重要!

很多人确定自己的某种信念,但是这些信念往往是由"父母自我"灌输给"儿童自我"的,并非"成人自我"根据自己的资料得出的。现在,我要以成人自我来确定人的价值:

> 我是一个人,你也是一个人。如果没有你,我就不成其为一个人。因为有了你,语言才变为可能;因为有了语言,思想才变为可能;因为有了思想,人性才变为可能。你使我变得重要,因此,你很重要,我也很重要。如果我贬低你,实际上我也

在贬低我自己。这就是"我好—你好"心理地位的理论基础。正是这种心理地位的存在,我们才成为人,而不是物品。这种心理地位要求我们要对自己负责,也为别人负责,这种责任感是对全体人类的终极要求。由此,我们得出的初步结论是:不要自相残杀。①

2. 从自我觉察开始

我成长了,我可以了解自己。

找出我的感觉,它是什么?是忧伤还是愤怒?是焦虑还是郁闷?为什么这种感觉让我不舒服?这种感觉从哪里来?真的是愤怒吗?是我告诉自己要愤怒,还是那件事真的让我愤怒?我为什么要焦虑?是自己吓到自己吗?

最近,我为什么老犯同样的毛病?这类糟糕的事情怎么总轮到我头上?我有问题吗?怎么又发生了这种事情?事情发生后,我很后悔,但是事情再次出现后我又犯老毛病。我知道了,我那存在已久的信念让我做出了这样的行为。当我感觉到很无助、很挫败的时候,我会嘟起嘴来,会感到头痛、浑身疼,我就会跟别人说:"我需要你的照顾!"嗯,我陷入自己最熟悉的心理游戏当中了!我一再重复我的心理游戏,我觉察到了扭曲的感觉。

现在,我该如何选择?我能做什么?我必须做出选择!

---

① 【美】哈里斯(Harris T. A.). 沟通分析的理论与实务[M]. 林丹华,等译. 北京:中国轻工业出版社,2013:12.

是的,我要把我的愤怒放下,"我好—你好"嘛,我为什么会莫名其妙地愤怒?我掉进自己的人生脚本中了!我要重新审视我的人生脚本,小时候到底是什么让我做出了那种决定?我要回去重新决定。

想象一下我的基本信念和感受。当时我有什么样的想法?我觉得自己怎么样?我想到我童年的一些类似经历,我看到所有行为背后我真正想要的是什么。我真正想要的是爱和滋养,我对坐在我对面椅子上的妈妈说:"妈妈,我要爱和滋养!"妈妈说:"好吧,爱和滋养,属于你的!"我敞开自己,没有阻挡自己的情绪。我自己做了这样的决定,我让自己有内在的感受,与这种感受相应的行为也出来了,新的信念被加强。

不错,改变人生脚本需要挑战自己从小的信念,我还要使用当下的成人自我状态,还要借助成人自我可支配的所有资源。去找心理咨询师,咨询师说,改变从自我觉察开始,觉察是心理咨询的第一步。心理咨询师帮助我觉察,帮助我拿到角色扮演的说明书,帮助我跳出我的人生脚本。

3. 终止游戏

我已经对心理游戏有所觉察,我该如何终止游戏?

根据 TA 理论,终止心理游戏的方式有以下六种:保持在成人自我状态,拒绝玩心理游戏;清醒面对第一个"饵";转换到亲密模式,并以此处理正在发生的事情;分析心理游戏;拒绝负面结局;转换到较低强度的结局。

首先,我必须保持在成人自我状态,直面问题本身,直接提出自己的需要。

我去4S店买车,汽车销售员对我说:"那边的汽车你买不起的,你只能买这边的汽车!"虽然我很生气,但是心里却说:"谢谢你给我的信息,我不跟你玩心理游戏。"我很清醒地处理了汽车销售员抛给我的"饵",我知道他把我往心理游戏中引导,他通过激将法诱导我购买贵车,此时我要清醒地面对这个饵。

我是老师,学生李明抛给我的饵是:"老师,我听不懂!"这时候,我意识到自己的弱点是容易做拯救者,便有意识地用成人状态说:"李明同学,你主动表达自己的想法很好,你觉得自己没有听懂,是什么原因造成的?我如何才能帮助你呢?"这次我没有陷入拯救者的陷阱中去。当然,我还可以通过直接拒绝负面结局来终止心理游戏。李明说:"老师,主要是你没有讲清楚!"这时候,我必须思考当下的状态,不要进入受害者角色,我用微笑的方式直接点破并结束这个游戏,我说:"李明,看来你在生老师的气嘛!"

终止心理游戏,还可以转换到亲密模式,并以此处理正在发生的事情。在转换过程中,我说:"好像这里发生的事情有什么不对劲,我要去厘清一下……"但是这种转换仍然无法终止游戏,我就把游戏从较高强度转换到较低强度,把危害性降到最低。

当李明说老师没有讲清楚时,我就问其他同学是否听懂了,如果别的同学说听懂了,那么我就可以说:"李明你可能需要强化一下基础知识,课后老师单独给你补课。"尽管李明对我结束游戏感到失望和生气,但是游戏结束了,课堂纪律并没有失控,这就是比较好的结果。

4. 订立合约

在 TA 理论中,心理咨询是一项合约性工作。伯恩认为,合约是心理咨询中一份关于明确结果的共同协议,它明确双方是谁、在一起要做什么、结果会是什么、如何达到目标、该目标对案主有何益处。

我是心理咨询师,我与案主谈合约,可以提出这样六个问题:你想改变什么?为了改变你想做什么?怎样做你才会满意?怎样知道我们达成了目标?你自己会不会破坏目标?如果你不破坏目标,你将怎么做?

合约有"软"合约和"硬"合约之分。"软"合约是非常模糊的,案主说:"我的目标是让自己感觉好一些。"这就是"软"合约。"硬"合约是非常具体的,咨询师说:"你要每周交三个朋友。"合约越具体越容易达成,所以双方最好订立"硬"合约。

订立合约是案主和心理咨询师共同的工作。有效的合约包含四个基本要素:①一致同意,这是合约的前提;②正当的报酬,指案主付给心理咨询师一定的报酬;③能力范围,即心理咨询师有足够能力帮助案主做出改变;④合法的和道德的,即合约是符合道德的,也是合法的。

5. 避免掉入游戏陷阱

我是心理咨询师,如果案主见我时先不订立合约,而是和我玩心理游戏怎么办?

案主说:"我有很严重的问题,我该怎么办?请你一定要帮我。"此时,如果我漠视他的成人自我状态,就会直接给他一些建议,说你要怎么样怎么样,这就很可能掉入他的"是的但是"游戏陷阱。

案主最初可能会感激我的帮助,但是他回去后暗中破坏了目标,回来之后却对我说:"唉,你给的方案太糟糕了,引起了更多、更严重的问题。"这时候,案主变成了迫害者,我变成了受害者;案主是父母状态,我是儿童状态。我们陷入了戏剧"三角形"游戏模式中。

因此,订立合约的关键是,心理咨询师和案主都保持成人状态,让案主的问题停留在案主身上。

案主说:"我有很严重的问题,不知道怎么做,你应该来帮我。"这时候,我要立刻切断这个游戏。我可以问他:"你觉得你能够怎样做?"这样就肯定了案主是有思考能力的,而且指出了他今天要解决的问题是他的,不是心理咨询师的。

案主反问道:"如果我知道怎么做的话,我来找你干吗?你是心理咨询师,当然知道我的问题了。"这时候,我必须再次切断他的游戏路径。我可以对他说:"我不想把你当作一个没有思考能力的人,我想要跟你一起来解决这个问题。"然后,我继续问他:"你真正想要的是什么?"

只有达成了合约,咨询师才可以帮助案主达成目标。

6. 面对六种人格

琼斯、保罗、泰比三位心理学家用 TA 理论重构了人格适应类型。他们认为,人既要满足基本的生存需要,也要像孔雀开屏那样表现自己。在追逐生存需要过程中,有人可能会形成分裂型人格,有人可能形成偏执人格,有人可能形成反社会人格;在表现自我过程中,有人可能形成被动攻击人格,有人可能形成强迫人格,有人可能形成歇斯底里人格。

我是心理咨询师,六种人格分别来到了我的面前。

分裂型人格是创新的梦幻者,很要强、不服输,心理地位是"我不好—你也不好"。在与我的交谈中,他时不时会说:"我从不……"我发现他的内心是激动的、兴奋的,也是哀伤的和愤怒的,但是他表现得麻木、焦虑、混乱和挫败。我该怎么办?首先,我正视他的负面情绪与行为,然后我阻止他的退缩和疯狂,鼓励他相信和支持自己,帮助他回到与生俱来的"我好—你好"状态。

偏执人格是敏锐的质疑者,处于"我好—你不好"的心理地位,因此十分敏感,凡事质疑。他给予自己的驱力是"要完美,要坚强",但是常常事与愿违,因此他自卑、害怕、忧伤,然而他此时总是用焦躁和愤怒来掩盖这些情绪。在与我的沟通中,他喜欢问"为什么",也喜欢说"我永不……"我首先安抚他的情绪,让他明白自己处在安全环境中,帮助他从自己的坚硬冷酷状态中走出来,让他柔软下来,最终体验到柔软状态下的亲密和快乐。

反社会人格是迷人的操纵者,心理地位是"我好—你不好",很喜欢操控别人,但是他并不指责我,反而讨好我。他显得很坚强,与我交流时喜欢说"我绝不……"并且让我尽量抓住他,显示他有魅力、有力量。他很悲伤,也很惊恐,但是往往用愤怒来掩盖这种情绪。我首先终止他的心理游戏,与他建立合约,并建立平等互信的关系,帮助他了解自己,而不是操纵别人。

被动攻击人格是玩乐的抵御者,处于"我不好—你不好"的心理地位,不断努力却总是失败,因心理受伤而思想混乱。与我沟通时,喜欢说"我不知道",常常以一种玩世不恭的态度抵御我。我不和他玩游戏,而是帮助他认识到生活是合作与愉悦,并非争斗和痛苦,使他从恐惧和混乱情绪中走出来,并学会直接表达自己的感受。

强迫人格是尽责的工作狂,处于"我不好—你好"的心理地位,总要表现得很完美。我发现他的内心是悲伤和愤怒的,也是焦虑和内疚的,但是他用疯狂工作来掩盖这些情绪。交流中,他总是说"我几乎要完成了……"或者"我可以做得更多更好……"我对他说:"你有权犯错误,你要允许自己犯错误。"我和他订立合约:让自己每天犯一个错误。我帮助他回到童年,放弃童年那个失落的记忆,逐渐走出焦虑情绪,学会享受当下的生活。

歇斯底里人格是热烈的过激者,心理地位是"我不好—你好",所以他的驱力是"亲近他人"。在与我沟通时,他显得过分热烈和激动,但我发现他思维混乱,内心悲伤、惊恐而内疚。他总是对我说"我想我要……"或者"之后我就……"我首先与他建立合约,要求和他划清性的界限,然后帮助他弄清"感受"和"现实"的区别,引导他和自己的愤怒建立连接,找回自信和力量,使他学会讨好自己而不是他人。

7. 活在这珍贵的人间

我说,人最可悲的是每天吃吃喝喝却不认识自己。你说,其实比不认识自己更可悲的是,认识自己后却陷入担忧、惊惧、愤怒和亢奋中,而且无力自拔。那么请问:活得糊涂些好,还是活得清醒些好?就像哲学家苏格拉底所问:到底是做个糊涂而又快乐的猪,还是做个清醒而又痛苦的人?你不作答,却反问:"一半清醒一半醉"不好吗?

也许吧。TA 心理学说,没有全然的永恒的清醒者,也没有全然的永恒的糊涂虫。当清醒时则清醒,当糊涂时装糊涂。一些人"难得糊涂""总是清醒""一直清醒""几乎清醒",他们在前面追赶幸福,自己却被后面的驱力追赶、被心理扭曲折磨。他们是谁?不是我们吗?

> 老乡们,谁能在海上见到你们真是幸福
> 我们全都背叛自己的故乡
> 我们会把幸福当成祖传的职业
> 放下手中痛苦的诗篇[①]

---

① 西川. 海子诗全集[M]. 北京:作家出版社,2009:183.

我们又是谁？不是我吗？我在童年的时候撰写人生脚本，随着年岁增长，试图背叛故乡而追逐幸福，的确把幸福当成祖传的职业——像夸父一样追逐太阳！然而，我终究成为干渴而亡的悲剧英雄！侧面看去，我的演出其实很滑稽，因为我总是陷入脚本，状态极不和谐——需要儿童般开心时，却板起了父母的脸孔；需要父母般威严时，却像儿童一样嬉戏；需要做理性的成人时，却狮子般嚎叫。

自我觉察，这是每天的必修课。至少我知道，我为什么这样，你为什么那样，我为什么不该生气也无须焦虑，我又过着怎样的"意义生活"。

此时此刻，我再次听到诗人海子的声音：

> 活在这珍贵的人间
> 太阳强烈
> 水波温柔
> 一层层白云覆盖着
> 我
> 踩在青草上
> 感到自己是彻底干净的黑土块[①]

[①] 西川. 海子诗全集[M]. 北京：作家出版社，2009：183.

第十八章

自由心灵的对话

1. 亲密关系

耳边仍然是诗人海子的声音：

> 活在这珍贵的人间
>
> 泥土高溅
>
> 扑打面颊
>
> 活在这珍贵的人间
>
> 人类和植物一样幸福
>
> 爱情和雨水一样幸福[①]

水、岩石、泥土，我和你、你和他、他和我……水波温柔，白云覆盖，泥土高溅，扑打面颊，人类和植物一样幸福，爱情和雨水一样幸福……

活在这珍贵的人间，为什么我渴望爱情却又害怕亲密？

[①] 西川. 海子诗全集[M]. 北京:作家出版社,2009:183.

为什么我逃离孤独而又恐惧不安？为什么我渴望快乐却又拒绝了飘然而至的幸福？

你是岩石遇到水吗？或者，你发现自己原来就是水？

那么他呢？是水渗入泥土吗？或者，他其实是泥土高溅？

我和你、你和他、他和我……我们需要亲密沟通和坦诚相待。我们是安全的，与爱同在！

我们因TA而明白，因明白而亲密，因亲密而坦然，因坦然而幸福。

活在这珍贵的人间，明白了"活着就好"的意义。

2. 水和岩石

我是水，有三种存在形态：雾气、液态、冰霜。我可以升腾到高空，遇到寒冷降为雨露回归大地，也可以渗透到地心，藏身岩洞。在地心极寒之处，我犹如冰柱滴滴消融为泪水，化作清泉流淌到阳光底下。

水对岩石说："你是我的海岸，永远接纳和扶持我。不论我如何变化，你千年如一日为我守候。"岩石说："你总是在变，我早就习惯了。你做你想做的任何事情，我一直都在。"

水对岩石充满感恩，因为有岩石的稳定，水可以肆意拍打，将岩石变为无边的海沙。岁月多年的雕刻产出千奇百怪的鹅卵石和叫人爱不释手的传世珍品。

岩石无怨无悔，对于水，它仿佛永远是失忆状态，它爱它，它和它都知道。它（岩石）为它（水）存在，这是岩石唯一的期盼，岩石说："我在，相信你会再回来。我是你的安全基地,从未改变。"

水离开,岩石被暴晒,会皲裂,会刻骨地痛。水再回来时,岩石哪怕粉碎,也不会抱怨一句。默默相望,是的,我允许你啊!

水说:"我喜欢升腾追逐,我喜欢渗透浸润,我喜欢浩瀚汹涌,我喜欢拥抱、打湿你。"

当我停滞在地心里,这是我的本性之一。低到不能再低的地方,我千年如一日地刺骨寒冷。谁遇到我,都会退后三步,而岩石不会。

岩石始终陪伴我幻化为溪流流到洋海。

岩石说:"你在哪里?我或仰望你,或拥抱你,或隐藏你。我喜欢和你的击掌相庆。我不能完全拥有你,但我最懂你!"

你哭,我有坚实的臂膀。你笑,我用咧开嘴的怪样子和你启承应和。

水说:"我一个人跳舞,我孤独,我沉寂,我热烈,我疯狂肆意;你是我忠实的观众、听众和同谋,离开你我无须愧疚,再回来毫无阻隔。"

如果有一天,你等我很久很久都没有我的踪影回音,请相信我,我会在茶盘上找到你,我会在空气中亲吻你。我的心里一直有你,无论你在哪里。我用沸腾的水覆盖你,我经由细如发丝的缝隙找到你的心。

爱是承诺,相互守望,彼此相依。我们彼此独立,又彼此拥有。

3. 水和泥土

我是水,我爱我自己。我享受自己的每一个当下,和泥在一起,我们养育花草树木。

我是泥,我需要水的滋养!我是黑褐色的,没有杂质。

和你在一起,我就成为你的颜色。你中有我,我中有你。

和你在一起,我也就成为你的颜色。谢谢你!感受到水的力量。

谢谢你接纳我,在你里面我有了归属感。

我期待和水在一起,水可以帮我改变形状。虽然你曾经伤害我,但是那是温柔的,你也塑造了我,我们相生。

我依恋你,仰望你的坚固。你也可以让我静静独处,凝视着你。

亲爱的,假如我无意伤害到你,请告诉我你的需求和感受。

是的,我们可以分离,也可以融合。

当我被太阳晒的时候,我一直等水的出现,但没有等到你的到来,我伤心。

我不是真的忽略你,也许这是成长的必经之路。我恒忍你的哭喊,你会明白。

我现在感受到水对我的滋养,让我和那些花草一起成长。湿度刚刚好,种子刚刚撒下。千年的荒漠需要我们去绿化。

我喜欢看毛毛细雨,一点一点将我软化。谢谢你,你不要为我难过,我要学会成长。我愿意奔赴每一个酣畅淋漓的约会。

我知道会有很多很多的嫩芽出来。是的,水和泥土可以创造生态,看到生命的迹象多么幸福。

看到生命的迹象,我和你一样感到幸福。

宇宙万物都为我们所用,敞开胸怀,蓬蓬勃勃的芽芽们破土而出啦!

把心打开,去寻找你要的东西。谢谢水的到来!快把心打开,真情流出来。我的树苗活下来了,谢谢水的及时到来!娇嫩敦实的苗苗在黑土地上茁壮成长,水一直深情地凝望。

太棒了!你留住我,我就藏在你心里,嗯嗯,叶子上的晨露闪闪发光,水一直都在,好幸福。

我依恋你,你保护我;我欣赏你,你陪伴我。我们在一起,四季,朝暮。

当你通过陶艺变为器皿,我也改变形态与你同在。从旷野到民宅,体验不同的存在。在制作过程中,我们融合在一起了。

每天都长高一些,我身边有了一片茂盛的花草。我体验变化为树根、变化为绿叶的过程,你给我道路,那是你我灵魂的显现啊,大美!

我看到水静静地从树根爬升到树干,噢,我懂得了润物细无声。生命是悄然无息变化的。

谢谢这份专注的同在。爱是流淌的,是浸润的,是享受的。爱是允许,也是恒忍和盼望,是不依赖。

相聚与回首,思念与感恩,生命与安康,彼时与此时,都是难忘的不可辜负。

我的世界里有你真好！

泥土流泪了，怎么流泪了？哦，把伤心事讲出来吧！泥土，我闻到了你的芳香，我看到了你养育的茂密植物，但我看不到你，被挡住了！

在泥土的世界里，没有水的滋养，我会死去！

我们相互感知，彼此联结，互为住所，我们本是一体的。

谢谢你，与你亲吻，从来都是忘记自己。

你感知我的芬芳，我摸到你的温度。

来吧来吧！这么美好的时刻。雷电伴奏，我听到经幡飘动的声音，在倾诉，在呢喃，我知道我就是你，你就是我。

来吧来吧！我们一起共同创造！虫儿鸟儿走兽都来加入。我看到舞姿曼妙，内心喜悦！

我们本是一体，我们就是一体，我们的真实身份就是喜悦和爱。

好好享受这个当下！

秋天的银杏叶在阳光下闪闪发光，怎能走神错过你的每一个爱的伸展？孩子的小手轻轻抚摸着泥土。我是银杏树旁的河水，你看看他的倒影，好美！

地球母亲一直在召唤我们，听到了她说的话吗？我爱你们！我爱你们！

我很开心！

我也很开心！

与爱同在！

后 记

和北上广相较,深圳是一个全新的移民城市,没有固化的思维模式和文化传统,没有原住民的排外情绪,几乎所有人都是为了追求理想而来。这座城市年轻而富有活力,热情而躁动不安,每天都有新鲜事情和创造动力。对此,我们在创业过程中深有体会。

我们创办了以心理咨询为核心业务的文化传播公司。深圳宽容和鼓励的空气让我们存活下来,而且当我们像传教士一样推广 TA 课程的时候,我们得到了市场上的热烈回应。如果在北上广开展同样的业务,恐怕要困难不少,因为这些地方有众多的高等院校和科研机构。一般来说,"学院派"力量强大的地方,民间力量就很难生长。深圳没有强大的"学院派"力量,只有市场、市场、市场!无论你是从中国某个不知名的高中毕业,还是从哈佛大学博士毕业,你都要在市场中检验自己,你的水平由广阔的市场说了算,而非由高等院校的某个教授说了算。从年轻人干事创业的角度来说,深圳应该排在北上广前面。

1999 年 9 月,我们试着在网上发了一个帖子,邀请那些对心灵成长感兴趣的人进行一次"心灵对话"。没有想到,帖子发出去后很快就得到了回应,有20多个人对心灵对话感兴趣。我们把首次活动地点放在了南山区桃源村的咖啡厅。某个星期六下午,阳光灿烂而温柔,有12个人来到了活动地点。12个人中,大部分都是正在公司上班的青年白领,他们成为"心灵对话"的第一批成员。

心理咨询不是看病,而是沟通,即心与心的交流。第一次心灵对话小组活动成功举办之后,我们租借了桃源村书店的一个小房间作为活动场所,这就是后来被业界称道的桃源村"心灵书屋"。在我们看来,阅读可以分为外在的"客体阅读"和内在的"主体阅读",客体阅读是人和书籍的交流,主体阅读是人和心灵的交流。在人的物欲越来越膨胀之后,人所追求的美好生活的内核就被掩埋了,每个人都好像穿了一身厚厚的盔甲。"心灵对话"正是一种主体阅读,它通过小组成员之间言行举止的感受,使心灵世界表现出来,进而有效管理自己的情绪并改变行为。

深圳生活节奏快,人行走在路上,心飘浮在空中。因此,深圳人特别需要找个时间静下来,好好觉察自我。"心灵书屋"开办仅仅一年时间,就赢得了渴望心灵成长者的高度认可和鼎力支持,"书屋"的面积不断扩大,"心灵对话"小组的形式和内容也丰富起来了。后来,欣约文化公司在此基础上成立,并为富士康、比亚迪、第一健康、和顺堂、肯德基、深圳职业技术学院、深圳元平特校、深圳市工会等企业、学校和机关做讲座和专业辅导。欣约文化累计举办心灵成长小组活动1000多场,参加者已经累计20000多人次,累计服务超过3000小时,个案咨询累计达到2000多小时。

"心灵对话"已经成为现代城市人的一种全新的生活方式,它就像人饿了需要吃饭、累了需要歇息一样,一个人在生活和工作中烦躁了、抑郁了,也需要心理沟通。那么,专业人士引导的自我觉察和深层沟通就非常必要,而心灵对话小组正好为人们提供了这样一个机会。以前,人们之所以不愿意做心理咨询,是因为见心理医生被认为有精神病。现在,人们的观念已经变化,当心灵对话成为一种生活方式之后,心理咨询就进入了普通人的日常生活。

记得20年前,人们就说心理咨询是个朝阳行业,于是许多前行者冲进来。然而,20年过去了,心理咨询行业仍然处在"朝阳位置",许多人忍受不了就离开了。以深圳市为例,虽然深圳市的心理咨询公司有很多,而且仍然有许许多多的心理咨询师想创办自己的公司(这可能与心理咨询工作的个体性有很大关系),但是心理咨询市场似乎从来没有出现过创业者憧憬的繁荣景象。在我们看来,心理咨询行业不错,心理咨询市场也很大,只是从业者没有找到一种好的方式撬动这个市场。

每个人都想做自己的事业,这个没有错,但是如果抱着一种急功近利的赚钱心态进入心理咨询行业,注定要失败。心理咨询业要发展,业界必须转变观念,即从"个体"走向"团体",从"治疗"走向"生活"。美好的生活需要分享,在办公室、咖啡厅,或者城市任何安静的一角……有闲暇的你,想成长的我,愿分享的他,一起来吧!一种彼此分享的美好生活开始了!分享的生活中,无教师中心、无宏大主题、无规模效应、无形象工程,人人都是老师、人人都是学生、人人都有才能,把闲暇以身心灵成长的方式消费掉,这是生命质量提高的表现。

毫无疑问,我们的生命质量提高了!我们已经超越了曾几何时的吃饭喝酒、聚友泡吧,超越了在购物广场转来晃去、消磨时间。所以你也来吧,没有人压制你,没有人嘲笑你,没有老师批评,也没有考试压力,所有人一律平等。在深圳这样开放包容、生活多元、公平竞争的年轻人城市,分享多么美好!分享梦想,分享追求,分享创意,分享创业,分享自己热爱的那份事业。

创业和事业不需要刻意追求,如果它们和你的生命与幸福紧密相连,那就是自然而然、水到渠成的事情。现在有许多年轻人想创业,但是必须记住,创业的基石是热爱。若是如此,你就不怕失败,因为即使失败了,你也是幸福的,这就是 TA 所说的赢家脚本。特别是心理咨询工作,作为心理咨询师,如果你不爱这行,连你自己都不能在工作中体验到快乐,你却要帮助别人寻找幸福,你能成功吗?为什么许多人害怕失败?因为他们做某件事情并不关注事情本身,而是在出发时就充满了"出发者"的焦虑。用 TA 的语言说,他们生活在驱力和扭曲当中,拼命工作却不享受当下。

感谢范恩·琼斯教授,感谢欣约文化团队的精诚团结,感谢推广 TA 两年来给我们巨大支持和无私帮助的所有学员!祝愿 TA 之火在中国大地越烧越旺。